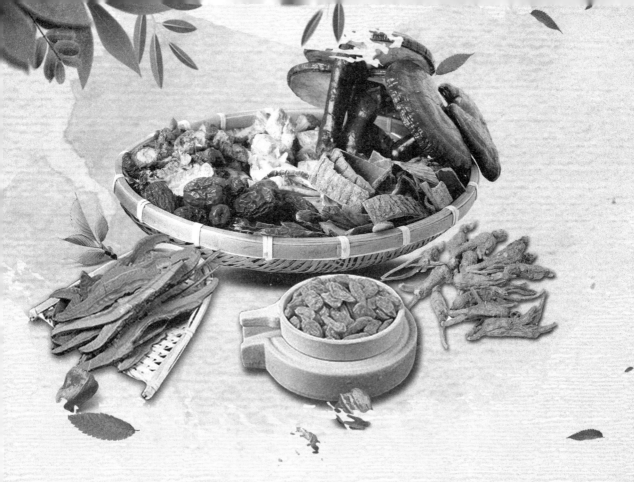

中医全科学

ZHONGYI QUANKEXUE

王守国 朱 江 原 荣 主编

U0353005

江西科学技术出版社

江西·南昌

图书在版编目（CIP）数据

中医全科学/王守国，朱江，原荣主编. -南昌：
江西科学技术出版社，2019.3（2023.7重印）
　ISBN 978-7-5390-6834-3

Ⅰ.①中… Ⅱ.①王… ②朱… ③原… Ⅲ.①中医学
Ⅳ.①R2

中国版本图书馆CIP数据核字（2019）第113371号

国际互联网（Internet）地址：
http://www.jxkjcbs.com
选题序号：ZK2018475
图书代码：B19069-102

中医全科学　　　　　　　　　　　　　　王守国　朱江　原荣　主编

出版发行	江西科学技术出版社
社址	南昌市蓼洲街2号附1号
	邮编：330009　电话：（0791）86623491　86639342（传真）
印刷	永清县晔盛亚胶印有限公司
经销	各地新华书店
开本	787 mm×1092 mm　1/16
字数	200千字
印张	11.25
版次	2019年3月第1版　2023年7月第2次印刷
书号	ISBN 978-7-5390-6834-3
定价	45.00元

赣版权登字-03-2019-134

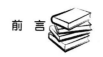

前 言

　　全科医学是一个面向社区与家庭,整合临床医学、预防医学、康复医学以及人文社会学科相关内容于一体的综合性医学专业学科,是一个临床二级学科;其范围涵盖了各种年龄、性别、各个器官系统以及各类疾病。其主旨是强调以人为中心、以家庭为单位、以社区为范围、以整体健康的维护与促进为方向的长期综合性、负责式照顾,并将个体与群体健康融为一体。

　　本书主要从中医基础理论入手,对中医全科学进行概论叙述,重点阐述了中医全科学的服务模式和诊断,希望能够有助于医护人员开展临床工作。

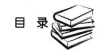

目 录

第一章 基础知识

第一节 中医基础理论

中医学是在中国古代的唯物论和辩证法思想的影响和指导下,通过长期的医疗实践,不断积累,反复总结而逐渐形成的具有独特风格的传统医学科学,是中国人民长期同疾病作斗争的极为丰富的经验总结,具有数千年的悠久历史,是中国传统文化的重要组成部分。它历史地凝结和反映了中华民族在特定发展阶段的观念形态,蕴含着中华传统文化的丰富内涵,为中华民族的繁衍昌盛和保健事业作出了巨大贡献,是中国和世界科学史上一颗罕见的明珠。

中医基础理论旨在研究阐发中医学的基本观念、基本概念、基本理论和基本原则,它在整个中医学科中占有极其重要的地位,是中医学各分支学科的理论基础。

一、气一元论

中国古代哲学的物质观,从五行的多元论到阴阳二气的二元论,最终统一于气的一元论。诚如《河洛原理》所说,"太极一气产阴阳,阴阳化合生五行,五行既萌,遂含万物"。

阴阳五行始终被置于中国古代哲学的最根本最高的气范畴之内,即使在阴阳五行学说的极盛时代,也没有成为宇宙观的主体,往往是气一元论宇宙观的构成部分。所以天地万物"本是一气,分而言之则曰阴阳,又就阴阳中细分之则为五行。五气即二气,二气即一气"(宋·吴澄《答人问性理》)。天地万物皆本于气,人亦因气而生。气是构成天地万物以及人类生命的共同的本始物质,人的生死、物之盛毁,都是气聚散变化的结果。故曰:"人之生,气之聚也。聚则为生,散则为死。……故万物一也"(《庄子·知北游》)。人与天地之气通为一气,"人之生也,因阴阳五行之气而有形,形之中便具得阴阳五行之理,以为健顺五常之性"(吴澄《答田副使第二书》)。总之,中国古代哲学用气一元论的单一物质概念,说明了世界的物质本原,肯定了世界的物质性。

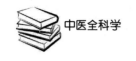

世界上一切事物都是物质(气)的不同形态,世界上一切现象都是根源于物质(气)的,这是中国古代唯物主义哲学的基本理论。

总之,气一元论是中医古代哲学中最根本最重要的哲学思想,是一种动态的、有机的宇宙观,浓缩地反映出中华民族的特有传统。

(一) 气的基本概念

中国古代哲学的气一元论应用于中医学领域,成为中医学认识世界和生命运动的世界观和方法论,与医学科学相结合,形成了中医学的气一元论。

1. 气的哲学含义

气,是中国古代哲学标示物质存在的基本范畴,是运动着的、至精至微的物质实体,是构成宇宙万物的最基本元素,是世界的本原,是标示着占有空间、能运动的客观存在。气是中国古代对世界本原的粗浅认识,从云气、水气到量子、场,无不涵盖其中,可谓"至大无外""至小无内"。

但在中国古代哲学上,气又是一个涵盖物质与精神、自然与社会的哲学范畴,其内涵既是客观存在的实体,又是主观的道德精神,兼容并包,错综复杂。

哲学的物质概念是标志客观实在的哲学范畴,是世界上一切现象(自然和社会)的根本特性的最高概括,是指不依赖人的感觉而存在的客观实在。运动是物质的根本属性。自然界和社会的一切现象,都是运动着的物质的各种不同表现形态。意识是物质高度发展的产物。哲学的物质概念是一个抽象的概念,不能把它同自然科学中关于物质的特殊属性、结构和形态的学说相混淆。哲学的物质概念是永恒的,既不会陈旧也不会改变,只会随着实践和科学的发展而不断丰富。但是,对具体科学的物质的概念、属性、结构和形态的认识,则是随着实践和科学的发展而不断改变和深化着的。

气作为哲学范畴是人们对世界物质本质及其现象的高度概括,是天地万物统一的基础,是生成万物的本原,天地万物存在的根据。它不是某一具体的物质形态,而是一个抽象的、一般的范畴。限于古代中国的科学发展水平,中国古代哲学对气的认识便不可避免地带有朴素直观的特性,以具体物质形态的气体为模型,构想了气的聚散、絪缊、升降、振荡等运动形式,把气又规定为具有动态功能的客观实体,气又成为一种具体的物质形态,从而把自然科学的具体物质概念与哲学的物质概念并用。因此,气范畴具有抽象与具体、一般与个别的双重意义,此为中国古代哲学气范畴的重要特点之一。此外,气范畴是一种整体的本原性的概念而不是结构性的物质概念,这又是其另一特点。

中国古代哲学气一元论学说是随着社会的发展而不断地完善、丰富和发展的。及至近代,鸦片战争之后,随着西学东进,中国哲学气范畴的发展表现出与古代不同的特色,气范畴被赋予了近现代科学的说明与规定,视气为光、电、质点、原子、量子、场等,现代理论物理学界更趋向以"场"释气。因此气由抽象的物质概念,越来越趋向于某种特定的具体存在,其抽象性、普遍性的程度越来越低。其所包含着的抽象性与具体性、普遍性与个别性的内在矛盾更加明显。这种变化反映在中医学中,气范畴的哲学功能不断地淡化,并倾向于被阴阳五行学说取而代之。

2. 气的医学含义

中医学以气一元论为其宇宙观和方法论,因此,中医学理论体系也必然体现出中国古代哲学气范畴的特点。中医学在阐述生命运动的规律时,往往是抽象的哲学概念和具体的科学概念并用,注重整体生理功能的研究而忽视人体内部结构的探讨,具有鲜明的整体性和模糊性。

中医学的气具有抽象的哲学范畴和具体的科学概念双重意义。在中医学气一元论中,气作为哲学范畴的含义已如上述。作为医学科学中具体的科学的物质概念,在中医学理论体系,就生命物质系统——气、血、精、津、液而言,气是构成人体和维持人体生命活动的,活力很强、运动不息、极其细微的物质,是生命物质与生理机能的统一。在生命物质系统的各种具体的物质概念中,气是最大的概念。

(二)气一元论的基本内容

气一元论作为中国传统文化的自然观体系,其蕴含的内容极其丰富。在此,仅就其中与中医学关系密切者简介如下。

1. 气是构成万物的本原

寰宇茫茫,生物吐纳,有一种有形无形而存在的东西,中国古代哲学称之为气。在中国传统哲学中,宇宙又称天地、天下、太虚、寰宇、乾坤、宇空等等。气通常是指一种极细微的物质,是构成世界万物的本原。古代唯物主义哲学家认为"气"是世界的物质本原。东汉·王充谓"天地合气,万物自生"(《论衡·自然》)。北宋·张载认为"太虚不能无气,气不能不聚而为万物"(《正蒙·太和》)。气是一种肉眼难以相及的至精至微的物质。气和物是统一的,故曰:"善言气者,必彰于物"(《素问·气交变大论》)。气是世界的本原,是构成宇宙的元初物质,是构成天地万物的最基本元素。"太虚寥廓,肇基化元,万物资始,五运终天,布气真灵,摁统坤元,九星悬朗,七曜周旋,曰阴曰阳,曰柔曰刚,幽显既位,寒暑弛张,生生化化,品物咸章"(《素问·天元纪大论》引《太始天元册》语)。《内经》称宇宙为太虚,在广阔无垠的宇宙虚空中,充满着无穷无尽具有生化能力的元气。元气(即具有本原意义之气)敷布宇空,统摄大地,

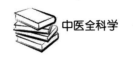

天道以资始,地道以资生。一切有形之体皆赖元气生化而生成。元气是宇宙的始基,是世界万物的渊源和归宿。气是构成宇宙的本始物质,气本为一,分为阴阳,气是阴阳二气的矛盾统一体。"清阳为天,浊阴为地,地气上为云,天气下为雨,雨出地气,云出天气"(《素问·阴阳应象大论》)。"天气"是自然界的清阳之气,"地气"是自然界的浊阴之气。阴气浊重,降而凝聚成为有形的物体,构成了五彩缤纷的大地;阳气清轻,升而化散为无形的太虚,形成了苍莽的天宇。天地阴阳之气上升下降,彼此交感而形成天地间的万事万物。"本乎天者,天之气也。本乎地者,地之气也。天地合气,六节分而万物化生矣"(《素问·至真要大论》)。总之,气是物质性的实体,是构成自然万物的最基本元素。

人类是整个世界的特殊组成部分,是自然的产物。人与自然有着密切的关系。在中国哲学史上,周、秦以前称"天"或"天地"为自然,从《淮南子》始方有宇宙的观念,"往来古今谓之宙,四方上下谓之宇"(《淮南子·齐俗训》)。宇宙便是物质世界,便是自然界,宇宙观即世界观。天人关系问题是中国古代哲学特别是《内经》时代哲学领域激烈争论的重大问题之一。中医学从天地大宇宙、人身小宇宙的天人统一性出发,用气范畴论述了天地自然和生命的运动变化规律。

中医学从气是宇宙的本原,是构成天地万物的要素这一基本观点出发,认为气也是生命的本原,是构成生命的基本物质。故曰:"人生于地,悬命于天,天地合气,命之曰人"(《素问·宝命全形论》),"气者,人之根本也"(《难经·八难》),"人类伊始,气化之也。两间(指天地间——作者注)既有人类,先由气化,继而形化,父精母血,子孳孙生"(《景景室医稿杂存》)。人体是一个不断发生着升降出入的气化作用的机体。人的生长壮老已,健康与疾病,皆本于气,故曰:"人之生死,全赖乎气。气聚则生,气壮则康,气衰则弱,气散则死"(《医权初编》)。

气是絪缊运动,至精至微的物质,是构成人体和维持人体生命活动的最基本物质。这种"气"相对于天地之气而言,是人体之气,故又称"人气"。人类只要认识人气的运动变化规律,就能够认识生命的运动规律,故曰:"通于人气之变化者,人事也"(《素问·气交变大论》)。血、精、津液等亦为生命的基本物质,但它们皆由气所化生,故称气是构成人体和维持人体生命活动的最基本物质。

"人之有生,一气而已……气以成性,而内焉则为人之心,外焉则为人之体。体者气之充,而心者气之灵"(吴廷翰《古斋漫录》)。人的形体和人的思想精神都是气的产物。中医学在古代哲学气论的基础上从生命科学的角度,认为"人之生死由乎气","惟气以成形,气聚则形存,气散则形亡"(《医门法律》),即人的形体是由气构成的,而人的精神意识思维活动也是由物质机体产生的一种气的活动,故曰:"形者生之舍也,气者生之元也,神者生之制也。形以气充,气耗形病,神依气位,气纳神存"(《素问病机气宜保命集》)。"人有五脏化五气,以生喜、怒、悲、忧、恐"(《素问·天元纪大论》),"气者,精神之根蒂也"(《脾胃论》)。

总之,气是连续性的一般物质存在,充塞于整个宇宙,是构成世界的本原,是世界统一性的物质基础。气是构成万物最基本的物质要素,万物是气可以感知的有形存在形式。气规定万物的本质,气的内涵揭示了气的物质性和普遍性、无限性和永恒性。

2. 运动是气的根本属性

天地之气动而不息,运动是气的根本属性,气是具有动态功能的客观实体,气始终处于运动变化之中,或动静、聚散,或絪缊;清浊,或升降、屈伸,以运动变化作为自己存在的条件或形式。天地运动一气,毂万物而生。《内经》称气的运动为"变""化","物生谓之化,物极谓之变"(《素问·天元纪大论》)。"物之生,从乎化;物之极,由乎变。变化之相薄,成败之所由也"(《素问·六微旨大论》)。自然界一切事物的变化,不论是动植物的生育繁衍,还是无生命物体的生化聚散,天地万物的生成、发展和变更、凋亡,无不根源于气的运动。"气有胜复,胜复之作,有德有化,有用有变"(《素问·六微旨大论》)。气有胜复作用,即气本身具有克制与反克制的能力。气这种胜与复、克制与反克制的作用,是气自身运动的根源。气分阴阳,阴阳相错,而变由生。阴阳相错,又称阴阳交错、阴阳交感,即阴阳的相互作用。阴阳相错是气运动变化的根本原因。换言之,阴阳的对立统一是气运动变化的根源和宇宙总规律,故曰:"阴阳者,天地之道也,万物之纲纪,变化之父母,生杀之本始"(《素问·阴阳应象大论》)。气的阴阳对立统一运动,表现为天地上下、升降、出入、动静、聚散、清浊的相互交感,这是气运动的具体表现形式。《内经》以"升降出入"四字概之,故曰:"气之升降,天地之更用也……升已而降,降者谓天,降已而升,升者谓地,天气下降,气流于地,地气上升,气腾于天。高下相召,升降相因,而变作矣""出入废,则神机化灭;升降息,则气立孤危。故非出入,则无以生、长、壮、老、已;非升降,则无以生、长、化、收、藏"(《素问·六微旨大论》)。

气是构成宇宙的物质基础,气聚而成形,散而为气。形和气是物质存在的基本形式,而形和气的相互转化则是物质运动的基本形式。物之生由乎化,化为气之化,即气化。形气之间的相互转化就是气化作用的具体表现。气生形,形归气,气聚则形生,气散则形亡。形之存亡由乎气之聚散。气充塞于太虚之中,一切有形之物的生成和变化乃至消亡,无不由于气的气化作用。所谓"气始而生化,……气终而象变"(《素问·

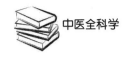

五常政大论》)。《内经》不仅在气化理论的基础上提出了气和形相互转化的思想,而且用阴阳学说阐明形气转化的根源。"阳化气,阴成形"(《素问·阴阳应象大论》)。阳动而散则化气,阴静而凝则成形。阴阳动静的相互作用,是气化成形和形散为气两种方向相反的运动过程的根本原因。气至大无外,至细无内。大者,有形之物与太虚之气之间;小者,每一有形之物内部都存在着形化为气和气化为形的气化作用。中医学的形气转化理论对中国古代哲学史产生了深远的影响。

总之,气是阴阳矛盾统一体。阴阳为固有的两种对立要素,而不是两个不同的组成部分,即"阴阳有定性而无定质"(《张子正蒙注·卷一》)。阴阳矛盾对立形成了气的永恒的有规律的运动变化。动静统一是气的运动性质。气化运动是动与静的统一,聚散统一则是气的存在形式。散而归于太虚,是气的无形本体;聚而为庶物之生,是气的有形作用。聚暂而散久,聚散在质和量上均统一于气,聚散统一揭示了宇宙万物气的统一性。阴阳统一揭示了气的内在性质,动静统一描述了气的存在状况,而聚散统一则规定着气的存在形式。

3.气是万物之间的中介

气贯通于天地万物之中,具有可人性、渗透性和感应性。未聚之气稀微而无形体,可以和一切有形无形之气相互作用和相互转化,能够衍生和接纳有形之物,成为天地万物之间的中介,把天地万物联系成为一个有机整体。

感应,即交感相应之谓。有感必应,相互影响,相互作用。气有阴阳是两,两存在于一之中。气是阴阳的对立统一体,阴阳对立的双方共同组成气的统一体,它们是一切运动变化的根源。气之阴阳两端相互感应而产生了事物之间的普遍联系。有差异就有统一,有异同就有感应。"以万物本一,故一能合异,以其能合异,故谓之感。……阴阳也,二端故有感,本一故能合。天地生万物,所受虽不同,皆无须臾之不感"(《正蒙·乾称》)。相互感应和普遍联系是宇宙万物的普遍规律。"感之道不一,或以同而感""或以异相应""或以相悦而感,或以相畏而感""又如磁石引针,相应而感也""感如影响,无复先后,有动必藏,咸感而应,故曰咸速也"(《横渠易说·下经·咸》)。阴阳二气的相互感应产生了天地万物之间的普遍联系,使物质世界不断地运动变化。这种阴阳二气相互感应的思想具有朴素的辩证法因素,把人与自然、社会视为一个具有普遍联系的有机整体。中医学基于气的相互感应思想,认为自然界和人类,自然界的各种事物和现象,人体的五脏六腑与生理功能,以及生命物质与精神活动之间,虽然千差万别,但不是彼此孤立毫无联系的,而是相互影响、相互作用、密切联系的,在差异中具有统一性,遵循共同的规律,是一个统一的有机整体。故曰:"人与天地相参"

（《灵枢·经水》）。"天地之大纪，人神之通应也"（《素问·至真要大论》）。

（三）气一元论在中医学中的应用

中医学将气一元论理论应用到医学方面，认为人是天地自然的产物，人体也是由气构成的，人体是一个不断发生着形气转化的升降出入气化作用的运动着的有机体，并以此阐述了人体内部气化运动的规律，精辟地论述了生命运动的基本规律，回答了生命科学的基本问题。如果说，中医学理论是建立在气一元论之上的，并不为过。

1. 说明脏腑的生理功能

新陈代谢是生命的基本特征。人之生死由乎气，气是维持生命活动的物质基础。这种生命的物质——气，经常处于不断自我更新和自我复制的新陈代谢过程中。气的这种运动变化及其伴随发生的能量转化过程称之为"气化"。"味归形，形归气，气归精，精归化，精食气，形食味，化生精，气生形……精化为气"（《素问·阴阳应象大论》），就是对气化过程的概括。气化为形、形化为气的形气转化过程，包括了气、精、血、津、液等物质的生成、转化、利用和排泄过程。"天食人以五气，地食人以五味"（《素问·六节脏象论》），是说人体必须不断地从周围环境摄取生命活动所必需的物质。否则，生命就无法维持。故曰："平人不食饮七日而死者，水谷精气津液皆尽故也"（《灵枢·平人绝谷》）。人体的脏腑经络，周身组织，都在不同的角度、范围和深度上参与了这类气化运动，并从中获取了所需要的营养物质和能量，而排出无用或有害的代谢产物。人体的气化运动是永恒的，存在于生命过程的始终，没有气化就没有生命。由此可见，气化运动是生命的基本特征，其本质就是机体内部阴阳消长转化的矛盾运动。

升降出入是人体气化运动的基本形式。人体内气的运动称之为"气机"。而气化运动的升降出入是通过脏腑的功能活动来实现的，故又有脏腑气机升降之说。人体通过脏腑气机的升降出入运动，把摄人体内的空气和水谷转化为气、血、津、液、精等，完成"味归形，形归气；气归精，精归化；精食气，形食味；化生精，气生形"的物质和能量的代谢过程。这种气（元气）、精（水谷精微）、味（营养物质）、形（形体结构）相互作用的关系，说明了人体的正常生理活动是建筑在物质（气）运动转换的基础之上的。脏腑气化功能升降正常，出入有序，方能维持"清阳出上窍，浊阴出下窍；清阳发腠理，浊阴走五脏；清阳实四肢，浊阴归六腑"的正常生理活动，使机体与外界环境不断地新陈代谢，保证了生命活动的物质基础——气的不断自我更新。

气在于人，和则为正气，不和则为邪气。故气的生理，贵在乎"和"。"气和而生，津液相成，神乃自生"（《素问·六节脏象论》）。元气充盛，则能宣发周身，推动气血之

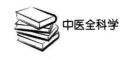

运行,主宰人体脏腑各种功能活动,使精气血津液生化不息。脏腑经络之气机旺盛,从而维持机体内部各器官、系统间活动的相对平衡以及机体与周围环境的动态平衡。由此可见,人体的生理功能根源于气,故曰:"人之有生,全赖此气"(《类经·摄生类》)。

2. 说明人体的病理变化

五脏六腑皆赖气为之用。气贵于和,又喜宣通。故曰:"气血以流,腠理以密"(《素问·生气通天论》),"气之不得无行也,如水之流,如日月之行不休"(《灵枢·脉度》),"气血冲和,万病不生,一有怫郁,诸病生焉"(《金匮钩玄·卷一·六郁》)。凡疾病之表里虚实,顺逆缓急,无不因气所致,所谓"百病生于气也"(《素问·举痛论》)。故"凡病之为虚为实,为寒为热,至其病变,莫可名状,欲求其本,则止一气足以尽之。盖气有不调之处,即病本所在之处也"(《景岳全书·诸气》)。因此,一切疾病的发生发展都与气的生成和运行失常有关。

3. 指导诊断和治疗

(1)诊断方面:中医诊断学中,四诊无一不与气密切相关。"有诸内者形诸外"(《丹溪心法》),审察五脏之病形,可知真气之虚实。因此,正气的盛衰可以从面色、形态、声音、神志、脉象等方面表现出来。其中以神志和脉象尤为重要。神气的存亡是生命活动的标志,神以精气为物质基础,是脏腑气血盛衰的外露征象。故曰:"神者,正气也"(《四诊抉微》)。"神气者,元气也。元气完固,则精神昌盛无待言也。若元气微虚,则神气微去;元气大虚,则神气全去,神去则机息矣"(《景岳全书·传忠录·虚实篇》)。故望气色又可知内脏之盛衰、气血之虚实、邪气之浅深。

"寸口者,脉之大会"(《难经·一难》),"脉气流经,经气归于肺,肺朝百脉……气归于权衡。权衡以平,气口成寸,以决死生"(《素问·经脉别论》)。故气之盛衰可从寸口脉上反映出来。人之元气为脉之根本,故曰:"脉有根本,人有元气,故知不死"(《难经·十四难》)。中医在诊断中,审查"胃气"如何,是决定疾病顺逆、生死的关键。有胃气则生,无胃气则死。

(2)治疗方面:中医学认为,疾病的发生取决于邪气和正气双方的矛盾斗争,正气在发病上居主导地位。故曰:"正气存内,邪不可干","邪之所凑,其气必虚"。因此,治疗的基则不外乎扶正和祛邪。祛邪为了扶正,扶正即所以祛邪。"气者,人之根本也"(《难经·》)。治疗的目的旨在疏其血气,令其和平。气得其和为正气,失其和为邪气。治气贵在于"调",这里的"调",是调和之意,不仅仅是用理气药来调畅气机,而是指通过各种治疗方法来调整脏腑的阴阳失调,使机体重新建立阴阳气血升降出人的动态平衡,即"谨察阴阳之所在而调之,以平为期"。可见气一元论对治疗疾病具有重

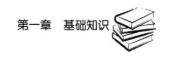

要的指导意义。

4.判断疾病的预后

应用气一元论,从形气关系来判断疾病的轻重顺逆和预后,是中医诊断学中的重要内容。形以寓气,气以充形,"形气相得,谓之可治","形气相失,谓之难治"(《素问·玉机真脏论》)。若"形盛脉细,少气不足以息者危。形瘦脉大,胸中多气者死。……形肉已脱,九候虽调,犹死"(《素问·三部九候论》)。所以,元气是疾病顺逆的根本。

中医学根据"形神合一"的观点,强调望神色以决死生。"血气者,人之神"(《素问·八正冲明论》),"夫色之变化,以应四时之脉……以合于神明也","治之要极,无失色脉"(《素问·移精变气论》)。"见其色而不得其脉,反得其相胜之脉,则死矣;得其相生之脉,则病已矣"(《灵枢·邪气脏腑病形》)。得神者昌,失神者亡。

脉气主要是胃气,是判断预后的主要依据。"度事上下,脉事因格,是以形弱气虚死;形气有余,脉气不足死;脉气有余,形气不足生"(《素问·方盛衰论》)。说明了脉有胃气的。

二、阴阳学说

阴阳学说是在气一元论的基础上建立起来的中国古代的朴素的对立统一理论,属于中国古代唯物论和辩证法范畴,体现出中华民族辩证思维的特殊精神。其哲理玄奥,反映着宇宙的图式。其影响且远且大,成为人们行为义理的准则。如当今博得世界赞叹的《孙子兵法》是中国古代兵家理论和实战经验的总结,其将阴阳义理在军事行为中运用至极,已达到出神入化的境界。

阴阳学说认为:世界是物质性的整体,宇宙间一切事物不仅其内部存在着阴阳的对立统一,而且其发生、发展和变化都是阴阳二气对立统一的结果。

中医学把阴阳学说应用于医学,形成了中医学的阴阳学说,促进了中医学理论体系的形成和发展,中医学的阴阳学说是中医学理论体系的基础之一和重要组成部分,是理解和掌握中医学理论体系的一把钥匙。"明于阴阳,如惑之解,如醉之醒"(《灵枢·病传》),"设能明彻阴阳,则医理虽玄,思过半矣"(《景岳全书·传忠录·阴阳篇》)。

中医学用阴阳学说阐明生命的起源和本质,人体的生理功能、病理变化,疾病的诊断和防治的根本规律,贯穿于中医的理、法、方、药,长期以来,一直有效地指导着实践。

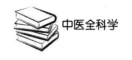

（一）阴阳的基本概念

1. 阴阳的含义

（1）阴阳的哲学含义：阴阳是中国古代哲学的基本范畴。气一物两体，分为阴阳。阴阳是气本身所具有的对立统一属性，含有对立统一的意思，所谓"阴阳者，一分为二也"（《类经·阴阳类》）。阴和阳之间有着既对立又统一的辩证关系。阴阳的对立统一是宇宙的总规律：阴阳不仅贯穿于中国古代哲学，而且与天文、历算、医学\农学等具体学科相结合，—并成为各门具体学科的理论基础，促进了各门具体学科的发展。阴阳的对立、互根、消长和转化构成了阴阳的矛盾运动，成为阴阳学说的基本内容。

阴阳与矛盾的区别：阴阳虽然含有对立统一的意思，但是它与唯物辩证法的矛盾范畴有着根本的区别。这种区别表现为：

①阴阳范畴的局限性：唯物辩证法认为，一切事物内部所包含的对立都是矛盾。矛盾范畴，对于各对立面的性质，除了指出其对立统一外，不加任何其他限定。对立统一是宇宙中最普遍的现象。因此，矛盾范畴适用于一切领域，是事物和现象最抽象最一般的概括。而阴阳范畴不仅具有对立统一的属性，而且又有另外一些特殊的规定，属于一类具体的矛盾。阴阳是标志事物一定的趋向和性态特征的关系范畴。所以，阴阳尽管包罗万象，具有普遍性，但在无限的宇宙中，阴阳毕竟是一种有限的具体的矛盾形式，其内涵和外延比矛盾范围小很多，其适用范围有;定的限度，仅能对宇宙的事物和现象作一定程度的说明和概括，更不能用以说明社会现象。另外对于唯物辩证法来说，具体矛盾的双方，如有主有从，何者为主，何者为从，则视具体情况而定。但阴阳学说认为，在相互依存的阴阳矛盾中，一般情况下阳为主导而阴为从属，即阳主阴从。在人体内部阴阳之中，强调以阳为本，阳气既固，阴必从之。"凡阴阳之要，阳密乃固……阳强不能密，阴气乃绝""阳气者，若天与日，失其所则折寿而不彰，故天运当以日光明"（《素问·生气通天论》）。阳气是生命的主导，若失常不固，人就折寿夭亡。因此，在治疗疾病时，主张、"血气俱要，而补气在补血之先；阴阳并需，而养阳在滋阴乏上"（《医宗必读·水火阴阳论》）。总之，阴阳学说对矛盾双方的性态作了具体限定，一方属阴，一方属阳，阳为主，阴为从。一般说来，这种主从关系是固定的，这也表现出阴阳学说的特殊性和局限性。

②阴阳范畴的直观性：唯物辩证法的矛盾范畴是建立在高度科学抽象的基础之上的，是宇宙的根本规律。而阴阳范畴，由于当时的科学发展水平的限制，使阴阳范畴还不可能超出直观的观察的广度和深度，不可能具有严格科学的表现形式，往往有一定的推测的成分。

（2）阴阳的医学含义：阴阳范畴引入医学领域，成为中医学理论体系的基石，成为基本的医学概念。在中医学中，阴阳是自然界的根本规律，是标示事物内在本质属性和性态特征的范畴，既标示两种对立特定的属性，如明与暗、表与里、寒与热等等，又标示两种对立的特定的运动趋向或状态，如动与静、上与下、内与外、迟与数等等。

总之，事物和现象相互对立方面的阴阳属性，是相比较而言的，是由其性质、位置、趋势等方面所决定的。阴阳是抽象的属性概念而不是具体事物的实体概念，也是一对关系范畴，它表示各种物质特性之间的对立统一关系。所以说："阴阳者，有名而无形"（《灵枢·阴阳系日月》）。

2. 阴阳的普遍性、相对性和关联性

（1）阴阳的普遍性：阴阳的对立统一是天地万物运动变化的总规律，"阴阳者，天地之道也，万物之纲纪，变化之父母，生杀之本始"（《素问，阴阳应象大论》）。不论是空间还是时间，从宇宙间天地的回旋到万物的产生和消失，都是阴阳作用的结果。凡属相互关联的事物或现象，或同一事物的内部，都可以用阴阳来概括，分析其各自的属性，如天与地、动与静、水与火、出与入等。

（2）阴阳的相对性：具体事物的阴阳属性，并不是绝对的，而是相对的。也就是说，随着时间的推移或所运用范围的不同，事物的性质或对立面改变了，则其阴阳属性也就要随之而改变。所以说"阴阳二字，固以对待而言，所指无定在"（《局方发挥》）。

阴阳这种相对性表现为：

①相互转化性：在一定条件下，阴和阳之间可以发生相互转化，阴可以转化为阳，阳也可以转化为阴。如寒证和热证的转化，病变的寒热性质变了，其阴阳属性也随之改变。在人体气化运动过程中，生命物质和生理功能之间，物质属阴，功能属阳。二者在生理条件下，是可以互相转化的，物质可以转化为功能，功能也可以转化为物质。如果没有这种物质和功能之间的相互转化，生命活动就不能正常进行。

②无限可分性：阴阳的无限可分性即阴中有阳，阳中有阴，阴阳之中复有阴阳，不断地一分为二，以至无穷。如，昼为阳，夜为阴。而上午为阳中之阳，下午则为阳中之阴；前半夜为阴中之阴，后半夜则为阴中之阳。随着对立面的改变，阴阳之中又可以再分阴阳。

自然界任何相互关联的事物都可以概括为阴和阳两类，任何一种事物内部又可分为阴和阳两个方面，而每一事物中的阴或阳的任何一方，还可以再分阴阳。事物这种相互对立又相互联系的现象，在自然界中是无穷无尽的。所以说："阴阳者，数之可十，推之可百，数之可千，推之可万，万之大不可胜数，然其要一也"（《素问·阴阳离合

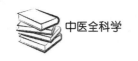

论》)。这种阴阳属性的相对性,不但说明了事物或现象阴阳属性的规律性、复杂性,而且也说明了阴阳概括事物或现象的广泛性,即每一事物或现象都包含着阴阳,都是一分为二的。

(3)阴阳的关联性:阴阳的关联性指阴阳所分析的事物或现象,应是在同一范畴,同一层次,即相关的基础之上的。只有相互关联的一对事物,或一个事物的两个方面,才能构成一对矛盾,才能用阴阳来说明,如天与地、昼与夜、寒与热等等。如果不具有这种相互关联性的事物,并不是统一体的对立双方,不能构成一对矛盾,就不能用阴.阳来说明。

3.划分事物或现象阴阳属性的标准

"水火者,阴阳之征兆也"(《素问·阴阳应象大论》)。中医学以水火作为阴阳的征象,水为阴,火为附,反映了阴阳的基本特性。如水性寒而就下,火性热而炎上。其运动状态,水比火相对的静,火较水相对的动,寒热、上下、动静,如此推演下去,即可以用来说明事物的阴阳属性。划分事物或现象阴阳属性的标准是:

凡属于运动的、外向的、上升的、温热的、明亮的、功能的……属于阳的范畴;静止的、内在的、下降的、寒凉的、晦暗的、物质的……属于阴的范畴。由此可见,阴阳的基本特性,是划分事物和现象阴阳属性的依据。

4.气与阴阳

中医古代哲学气一元论认为,气是世界的本原物质,气一物两体,分为阴气和阳气。阴阳是气的固有属性。气的运动是阴阳的对立统一运动。中医学认为,气是构成人体和维持人体生命活动的物质基础。人体之气按阴阳特性可分为阴阳两类,把对人体具有温煦推动作用的气称之为阳气,把对人体具有营养滋润作用的气称为阴气。气的阴阳对立统一运动是生命运动的根本规律。

(二)阴阳学说的基本内容

1.阴阳对立

对立是指处于一个统一体的矛盾双方的互相排斥、互相斗争。阴阳对立是阴阳双方的互相排斥、互相斗争。阴阳学说认为:阴阳双方的对立是绝对的,如天与地、上与下、内与外、动与静、升与降、出与人、昼与夜、明与暗、寒与热、虚与实、散与聚等等。万事万物都是阴阳对立的统一。阴阳的对立统一是"阴阳者,一分为二也"的实质。

对立是阴阳二者之间相反的一面,统一则是二者之间相成的一面。没有对立就没有统一,没有相反也就没有相成。阴阳两个方面的相互对立,主要表现于它们之间的相互制约、相互斗争。阴与阳相互制约和相互斗争的结果取得了统一,即取得了动态平衡。只有维持这种关系,事物才能正常发展变化,人体才能维持正常的生理状态;否则,事物的发展变化就会遭到破坏,人体就会发生疾病。

例如:在自然界中,春、夏、秋、冬四季有温、热、凉、寒气候的变化,夏季本来是阳热盛,但夏至以后阴气却渐次以生,用以制约火热的阳气;而冬季本来是阴寒盛,但冬至以后阳气却随之而复,用以制约严寒的阴。春夏之所以温热是因为春夏阳气上升抑制了秋冬的寒凉之气,秋冬之所以寒冷是因为秋冬阴气上升抑制了春夏的温热之气的缘故。这是自然界阴阳相互制约、相互斗争的结果。

在人体,生命现象的主要矛盾,是生命发展的动力,贯穿于生命过程的始终。用阴阳来表述这种矛盾,就生命物质的结构和功能而言,则生命物质为阴(精),生命机能为阳(气)。其运动转化过程则是阳化气,阴成形。生命就是生命形体的气化运动。气化运动的本质就是阴精与阳气、化气与成形的矛盾运动,即阴阳的对立统一。阴阳在对立斗争中,取得了统一,维持着动态平衡状态,即所谓"阴平阳秘",机体才能进行正常的生命活动。有斗争就要有胜负,如果阴阳的对立斗争激化,动态平衡被打破,出现阴阳胜负、阴阳失调,就会导致疾病的发生。

总之,阴阳的对立是用阴阳说明事物或现象相互对立的两个方面及其相互制约的关系。

2.阴阳互根

互根指相互对立的事物之间的相互依存、相互依赖,任何一方都不能脱离另一方而单独存在。阴阳互根,是阴阳之间的相互依存,互为根据和条件。阴阳双方均以对方的存在为自身存在的前提和条件。阴阳所代表的性质或状态,如天与地、上与下、动与静、寒与热、虚与实、散与聚等等,不仅互相排斥,而且互为存在的条件。阳根于阴,阴根于阳,无阳则阴无以生,无阴则阳无以化。阳蕴含于阴之中,阴蕴含于阳之中。阴阳一分为二,又合二为一,对立又统一。故曰:"阴根于阳,阳根于阴"(《景岳全书·传忠录·阴阳篇》)。"阴阳互根……阴以吸阳……阳以煦阴……阳盛之处而一阴已生,阴盛之处而一阳已化"(《素灵微蕴》)。阴阳互根深刻地揭示了阴阳两个方面的不可分离性。中医学用阴阳互根的观点,阐述人体脏与腑、气与血、功能与物质等在生理病理上的关系。

(1)阴阳互根是确定事物属性的依据:分析事物的阴阳属性,不仅要注意其差异性,而且还要注意其统一性,即相互关联性,从差异中寻找同一。双方共处于一个统一体中,才能运用阴阳来分析说明。如上属阳,下属阴,没有上之属阳,也就无所谓下之属阴;没有下之属阴,也就无所谓上之属阳。昼属阳,夜属阴,没有昼之属阳,就无所谓

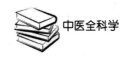

夜之属阴;没有夜之属阴,也就没有昼之属阳。热属阳,寒属阴,没有热之属阳,也就无所谓寒之属阴;没有寒之属阴,也就没有热之属阳。所以说,阳依赖于阴,阴依赖于阳,每一方都以其对立的另一方为自己存在的条件。如果事物不具有相互依存的关联性,并不是统一体的对立双方,就无法,分析其阴阳属性,也就不能用阴阳来说明了。

(2)阴阳互根是事物发展变化的条件:因为阳根于阴,阴根于阳,阴与阳相互依赖,缺少任何一方,则另一方也就不复存在了。所以事物的发展变化,阴阳二者是缺一不可的。如:就个体的生理活动而言,在物质与功能之间、物质与物质之间、功能与功能之间,均存在着阴阳互根的关系。物质属阴,功能属阳,物质是生命的物质基础,功能是生命的主要标志。物质是功能的基础,功能则是物质的反映。脏腑功能活动健全,就会不断地促进营养物质的化生,而营养物质的充足,才能保护脏腑活动功能的平衡。平衡是中国古代整体思维形态之一。平衡,又称中和、中道。平衡思维的基本特征是注重事物的均衡性、适度性。平衡思维在中医学中作为科学形态,用以论述生命运动的规律。无过无不及谓之平衡,过或不及谓之失衡。阴阳消长稳定在一定范围内,人体以及机体与环境之间,才能保持正常的平衡状态。如阴阳消长超越了一定的限度(指维持平衡的限度,即条件),则平衡被打破,在自然界则引起灾害,在人体则引起疾病。

在自然界中,四季气候的变化,春去夏来,秋去冬至,四季寒暑的更替,就是阴阳消长的过程。从冬至春及夏,寒气渐减,温热日增,气候则由寒逐渐变温变热,是"阴消阳长"的过程;由夏至秋及冬,热气渐消,寒气日增,气候则由热逐渐变凉变寒,则是"阳消阴长"的过程。这种正常的阴阳消长,反映了四季气候变化的一般规律。

就人体生理活动而言,各种功能活动(阳)的产生,必然要消耗一定的营养物质(阴),这就是"阳长阴消"的过程;而各种营养物质(阴)的化生,又必然消耗一定的能量(阳),运动变化是中医学对自然和人体生命活动认识的根本出发点,这是中医学的宇宙恒动观。这种运动变化,包含着量变和质变过程。阴阳消长是一个量变的过程。阴阳学说把人体正常的生理活动概括为"阴平阳秘""阴阳匀平",即人体中阴阳对立的统一、矛盾双方基本上处于相对平衡状态,也就是阴阳双方在量的变化上没有超出一定的限度,没有突破阴阳协调的界限,所以人体脏腑活动功能正常。只有物质和功能协调平衡,才能保证人体的正常生理活动。所有相互对立的阴阳两个方面都是如此相互依存的,任何一方都不能脱离开另一方而单独存在。如果双方失去了互为存在的条件,有阳无阴谓之"孤阳",有阴无阳谓之"孤阴"。孤阴不生,独阳不长,一切生物也就不能存在,不能生化和滋长了。在生命活动过程中,如果正常的阴阳互根关系遭到破坏,就会导致疾病的发生,乃至危及生命。在病理情况下,人体内的阳气和阴液,一方的不足可以引起另一方的亏损,阳损可以耗阴,阴损可以耗阳。即阳虚至一定程度时,由于"无阳则阴无以化",故可进一步损伤体内的阴液而导致阴虚,称作"阳损及阴"。如长期食欲减退的病人,多表现为脾气(阳)虚弱,脾胃为后天之本,气血生化之源,脾气(阳)虚弱,化源不足,会导致阴(血)亏损,这可称之为阳损及阴的气血两虚证。反之,阴虚至一定程度,由于"无阴则阳无以生",故又可损伤体内的阳气而导致阳虚,故称作"阴损及阳"。如失血病人,由血(阴)的大量损失,气随血脱,往往会出现形寒肢冷的阳虚之候,这可称之为阴损及阳的气血两虚证。如果人体内阳气与阴液、物质与功能等阴阳互根关系遭到严重破坏,以至一方已趋于消失,而使其另一方也就失去了存在的前提,呈现孤阳或孤阴状态。这种阴阳的相离,意味着阴阳矛盾的消失,那么生命也就即将结束了。

(3)阴阳互根是阴阳相互转化的内在根据:因为阴阳代表着相互关联的事物的双方或一个事物内部对立的两个方面,因而阴和阳在一定条件下,可以各向自己相反的方面转化。阴阳在一定条件下的相互转化,也是以它们的相互依存、相互为根的关系为基础的。因为阴阳对立的双方没有相互联结、相互依存的关系,也就不可能各自向着和自己相反的方向转化。

3.阴阳消长

消长,增减、盛衰之谓。阴阳消长,是阴阳对立双方的增减、盛衰、进退的运动变化。阴阳对立双方不是处于静止不变的状态,而是始终处于此盛彼衰、此增彼减、此进彼退的运动变化之中。其消长规律为阳消阴长,阴消阳长。阴阳双方在彼此消长的动态过程中保持相对的平衡,人体才保持正常的运动规律。平衡是维持生命的手段,达到常阈才是健康的特征。阴阳双方在一定范围内的消长,体现了人体动态平衡的生理活动过程。如果这种"消长"关系超过了生理限度(常阈),便将出现阴阳某一方面的偏盛或偏衰,于是人体生理动态平衡失调,疾病就由此而生。在疾病过程中,同样也存在着阴阳消长的过程。一方的太过,必然导致另一方的不及;反之,一方不及,也必然导致另一方的太过。阴阳偏盛,是属于阴阳消长中某一方"长"得太过的病变,而阴阳偏衰,是属于阴阳某一方面"消"得太过的病变。阴阳偏盛偏衰就是阴阳异常消长病变规律的高度概括。一般说来,阴阳消长有常有变,正常的阴阳消长是言其常,异常的阴阳消长是言其变。总之,自然界和人体所有复杂的发展变化,都包含着阴阳消长的过程,是阴阳双方对立斗争、依存互根的必然结果。

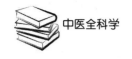

4.阴阳转化

转化即转换、变化,指矛盾的双方经过斗争,在一定条件下走向自己的反面。阴阳转化,是指阴阳对立的双方,在一定条件下可以相互转化,阴可以转化为阳,阳可以转化为阴。阴阳的对立统一包含着量变和质变。事物的发展变化,表现为由量变到质变,又由质变到量变的互变过程。如果说"阴阳消长"是一个量变过程,那么"阴阳转化"便是一个质变过程。

阴阳转化是事物运动变化的基本规律。在阴阳消长过程中,事物由"化"至"极",即发展到一定程度,超越了阴阳正常消长的阈值,事物必然向着相反的方面转化。阴阳的转化,必须具备一定的条件,这种条件中医学称之为"重"或"极"。·故曰:"重阴必阳,重阳必阴","寒极生热,热极生寒"(《素问·阴阳应象大论》)。阴阳之理,极则生变。

但必须指出的是,阴阳的相互转化是有条件的,不具备一定的条件,二者就不能各自向相反的方向转化。阴阳的消长(量变)和转化(质变)是事物发展变化全过程密不可分的两个阶段,阴阳消长是阴阳转化的前提,而阴阳转化则是阴阳消长的必然结果。

以季节气候变化为例,一年四季,春至冬去,夏往秋来。春夏属阳,秋冬属阴,春夏秋冬四季运转不已,就具体体现了阴阳的互相转化。当寒冷的冬季结束转而进入温暖的春季,便是阴转化为阳;当炎热的夏季结束转而进入凉爽的秋季,则是由阳转化为阴。

在人体生命活动过程中,在生理上,物质与功能之间的新陈代谢过程,如营养物质(阴)不断地转化为功能活动(阳),功能活动(阳)又不断地转化为营养物质(阴)就是阴阳转化的表现。实际上,在生命活动中,物质与功能之间的代谢过程,是阴阳消长和转化的统一,即量变和质变的统一。在疾病的发展过程中,阴阳转化常常表现为在一定条件下,表证与里证、寒证与热证、虚证与实证、阴证与阳证的互相转化等。如邪热壅肺的病人,表现为高热、面红、烦躁、脉数有力等,这是机体反应功能旺盛的表现,称之为阳证、热证、实证;但当疾病发展到严重阶段,由于热毒极重,大量耗伤人体正气,在持续高热、面赤、烦躁、脉数有力的情况下,可突然出现面色苍白、四肢厥冷、精神萎靡、脉微欲绝等一派阴寒危象。这是机体反应能力衰竭的表现,称之为阴证、寒证、虚证。这种病症的变化属于由阳转阴。又如咳喘患者,当出现咳嗽喘促、痰液稀白、口不渴、舌淡苔白、脉弦等脉症时,其证属寒(阴证)。常因重感外邪,寒邪外束,阳气闭郁而化热,反而出现咳喘息粗、咳痰黄稠、口渴、舌红苔黄、脉数之候,其证又属于热(阳证)。这种病症的变化,是由寒证转化为热证,即由阴转为阳。明确这些转化,不仅有助于认识病证演变的规律,而且对于确定相应的治疗原则有着极为重要的指导意义。

总之,阴阳是中国古代哲学的基本范畴之一,也是易学哲学体系中的最高哲学范畴。中国古代哲学中的一些重要概念、范畴和命题都是以阴阳这一范畴为基础而展开讨论和阐释的,把阴阳当成事物的性质及其变化的根本法则,将许多具体事物都赋予了阴阳的含义。事物的对立面就是阴阳。对立着的事物不是静止不动的,而是运动变化的。阴阳是在相互作用过程中而运动变化的。阴阳的相互作用称之为"阴阳交感",又名阴阳相推、阴阳相感。交感,交,互相接触;感,交感相应。互相感应,交感相应,谓之交感。阴阳交感表现为阴阳的对立、互根、消长和转化。

阴阳的对立、互根、消长、转化,是阴阳学说的基本内容。这些内容不是孤立的,而是互相联系、互相影响、互为因果的。了解了这些内容,进而理解中医学对阴阳学说的运用,就比较容易了。

(三)阴阳学说在中医学中的应用

阴阳学说贯穿于中医理论体系的各个方面,用来说明人体的组织结构、生理功能、病理变化,并指导临床诊断和治疗。

1.说明人体的组织结构

阴阳学说在阐释人体的组织结构时,认为人体是一个有机整体,是一个极为复杂的阴阳对立统一体,人体内部充满着阴阳对立统一现象。人的一切组织结构,既是有机联系的,又可以划分为相互对立的阴、阳两部分。所以说:"人生有形,不离·阴阳"(《素问·宝命全形论》)。

阴阳学说对人体的部位、脏腑、经络、形气等的阴阳属性,都作了具体划分。如:

就人体部位来说,人体的上半身为阳,下半身属阴;体表属阳,体内属阴;体表的背部属阳,腹部属阴;四肢外侧为阳,内侧为阴。

按脏腑功能特点分,心肺脾肝肾五脏为阴,胆胃大肠小肠膀胱三焦六腑为阳。五脏之中,心肺为阳,肝脾肾为阴;心肺之中,心为阳,肺为阴;肝脾肾之间,肝为阳,脾肾为阴。而且每一脏之中又有阴阳之分,如心有心阴、心阳,肾有肾阴、肾阳,胃有胃阴、胃阳等。

在经络之中,也分为阴阳。经属阴,络属阳,而经之中有阴经与阳经,络之中又有阴络与阳络。就十二经脉而言,就有手三阳经与手三阴经之分、足三阳经与足三阴经之别。在血与气之间,血为阴,气为阳。在气之中,营气在内为阴,卫气在外为阳等等。

总之,人体上下、内外、表里、前后各组织结构之间,以及每一组织结构自身各部分之间的复杂关系,无不包含着阴阳的对立统一。

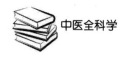

2. 说明人体的生理功能

中医学应用阴阳学说分析人体健康和疾病的矛盾,提出了维持人体阴阳平衡的理论。阴阳匀平谓之平人。机体阴阳平衡标志着健康。健康包括机体内部以及机体与环境之间的阴阳平衡。人体的正常生命活动,是阴阳两个方面保持着对立统一的协调关系,使阴阳处于动态平衡状态的结果。

阴阳学说在生理学的应用主要是:

(1)说明物质与功能之间的关系:人体生理活动的基本规律可概括为阴精(物质)与阳气(功能)的矛盾运动。属阴的物质与属阳的功能之间的关系,就是这种对立统一关系的体现。营养物质(阴)是产生功能活动(阳)的物质基础,而功能活动又是营养物质所产生的机能表现。人体的生理活动(阳)是以物质(阴)为基础的,没有阴精就无以化生阳气,而生理活动的结果,又不断地化生阴精。没有物质(阴)不能产生功能(阳),没有功能也不能化生物质。这样,物质与功能,阴与阳共处于相互对立、依存、消长和转化的统一体中,维持着物质与功能、阴与阳的相对的动态平衡,保证了生命活动的正常进行。

(2)说明生命活动的基本形式:气化活动是生命运动的内在形式,是生命存在的基本特征。升降出入是气化活动的基本形式。阳主升,阴主降。阴阳之中复有阴阳,所以阳虽主升,但阳中之阴则降;阴虽主降,但阴中之阳又上升。阳升阴降是阴阳固有的性质,阳降阴升则是阴阳交合运动的变化。人体阴精与阳气的矛盾运动过程,就是气化活动的过程,也是阴阳的升降出入过程:死生之机,升降而已。气化正常,则升降出入正常,体现为正常的生命活动。否则,气化失常,则升降出人失常,体现为生命活动的异常。由于阴·阳双方是对立统一的,所以两者之间的升与降、出与人也是相反相成的。这是从阴阳运动形式的角度,以阴阳升降出入的理论来说明人体的生理功能的。

不论是物质与功能的矛盾运动,还是生命活动的基本形式,都说明在正常生理情况下,阴与阳是相互对立又相互依存,处于一个有利于生命活动的相对平衡的协调状态的。如果阴阳不能相互为用而分离,阴精与阳气的矛盾运动消失,升降出入停止,人的生命活动也就终结了。

3. 说明人体的病理变化

人体与外界环境的统一和机体内在环境的平衡协调,是人体赖以生存的基础。机体阴阳平衡是健康的标志,平衡的破坏意味着生病。疾病的发生,就是这种平衡协调遭到破坏的结果。阴阳的平衡协调关系一旦受到破坏而失去平衡,便会产生疾病。因

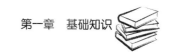

此,阴阳失调是疾病发生的基础。

阴阳学说在病理学上的应用主要是:

(1)分析邪气和正气的阴阳属性:疾病的发生发展取决于两方面的因素:一是邪气。所谓邪气,就是各种致病因素的总称。二是正气。正气泛指人体的机能活动,常与邪气对称。邪气有阴邪(如寒邪、湿邪)和阳邪(如六淫中的风邪、火邪)之分。正气又有阴精和阳气之别。

(2)分析病理变化的基本规律:疾病的发生发展过程就是邪正斗争的过程。邪正斗争导致阴阳失调,而出现各种各样的病理变化。无论外感病或内伤病,其病理变化的基本规律不外乎阴阳的偏盛或偏衰。

①阴阳偏盛:即阴盛、阳盛,是属于阴阳任何一方高于正常水平的病变。

阳盛则热:阳盛是病理变化中阳邪亢盛而表现出来的热的病变。阳邪致病,如暑热之邪侵入人体可造成人体阳气偏盛,出现高热、汗出、口渴、面赤、脉数等表现,其性质属热,所以说"阳盛则热"。因为阳盛往往可导致阴液的损伤,如在高热、汗出、面亦、脉数的同时,必然出现阴液耗伤而口渴的现象,故曰"阳盛则阴病"。"阳盛则热",是指因阳邪所致的疾病的性质;"阳盛则阴病",是指阳盛必然损伤人体的正气(阴液)。

阴盛则寒:阴盛是病理变化中阴邪亢盛而表现出来的寒的病变。阴邪致病,如纳凉饮冷,可以造成机体阴气偏盛,出现腹痛、泄泻、形寒肢冷、舌淡苔白、脉沉等表现,其性质属寒,所以说"阴盛则寒。"阴盛往往可以导致阳气的损伤,如在腹痛、泄泻、舌淡苔白、脉沉的同时,必然出现阳气耗伤而形寒肢冷的现象,故日"阴盛则阳病"。"阴盛则寒",是指因阴邪所致疾病的性质;"阴盛则阳病",是指阴盛必然损伤人体的正气(阳气)。

用阴阳消长的理论来分析,"阳盛则热"属于阳长阴消,"阴盛则寒"属于阴长阳消。其中,以"长"为主,"消"居其次。

②阴阳偏衰:阴阳偏衰即阴虚、阳虚,是属于阴阳任何一方低于正常水平的病变。

阳虚则寒:阳虚是人体阳气虚损,根据阴阳动态平衡的原理,阴或阳任何一方的不足,必然导致另一方相对的偏盛。阳虚不能制约阴,则阴相对偏盛而出现寒象:如机体阳气虚弱,可出现面色苍白、畏寒肢冷、神疲蜷卧、自汗、脉微等表现:其性质亦属寒,所以称"阳虚则寒"。

阴虚则热:阴虚是人体的阴液不足。阴虚不能制约阳,则阳相对偏亢而出现热象。如久病耗阴或素体阴液亏损,可出现潮热、盗汗、五心烦热、口舌干燥、脉细数等表现,

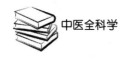

其性质亦属热,所以称"阴虚则热"。

用阴阳消长理论来分析,"阳虚则寒"属于阳消而阴相对长,阴虚则热属于阴消而阳相对长。其中,以消为主,因消而长,长居其次。

③阴阳互损:根据阴阳互根的原理,机体的阴阳任何一方虚损到一定程度,必然导致另一方的不足。阳损及阴,阴损及阳:阳虚至一定程度时,因阳虚不能化生阴液,而同时出现阴虚的现象,称"阳损及阴"。同样,阴虚至一定程度时,因阴虚不能化生阳气,而同时出现阳虚的现象,称"阴损及阳":"阳损及阴"或"阴虚及阳"最终导致"阴阳两虚":阴阳两虚是阴阳的对立处在低于正常水平的平衡状态,是病理状态而不是生理状态。

临床上,为了区别阳盛则热、阴盛则寒和阳虚则寒、阴虚则热,把阳盛则热称作"实热",把阴虚则热称作"虚热",把阴盛则寒称作"实寒",把阳虚则寒称作"虚寒":至于阳损及阴、阴损及阳乃致阴阳两虚,均属虚寒虚热范畴;阳损及阴,以虚寒为主,虚热居次;阴损及阳.以虚热为主,虚寒居次;而阴阳两虚则是虚寒虚热并存,且暂时处于均势的状态。但是由于这种低水平的平衡是动态平衡,所以在疾病的发展过程中仍然会有主次。

④阴阳转化:在疾病的发展过程中,阴阳偏盛偏衰的病理变化可以在一定的条件下各自向相反的方向转化。即阳证可以转化为阴证,阴证可以转化为阳证。阳损及阴和阴损及阳也是阴阳转化的体现。

在病理状态下,对立的邪正双方同处于疾病的统一体中进行剧烈的斗争,它们的力量对比是不断运动变化着的。邪正斗争,是疾病自我运动转化的内在原因,医疗护理是促使转化的外部条件,外因通过内因而起作用:由于阴中有阳,阳中有阴,所以阴证和阳证虽然是对立的,有显著差别的,但这种对立又互相渗透,阳证之中还存在着阴证的因素,阴证之中也存在着阳证的因素:所以阳证和阴证之间可以互相转化。

4.用于指导疾病的诊断

中医诊断疾病的过程,包括诊察疾病和辨别证候两个方面。"察色按脉,先别阴阳"(《素问·阴阳应象大论》)。阴阳学说用于诊断学中,旨在分析通过四诊而收集来的临床资料和辨别证候。

(1)阴阳是分析四诊资料之目:如色泽鲜明者属阳,晦暗者属阴;语声高亢洪亮者属阳,低微无力者属阴;呼吸有力、声高气粗者属阳,呼吸微弱、声低气怯者属阴;口渴喜冷者属阳,口渴喜热者属阴;脉之浮、数、洪、滑等属阳,沉、迟、细、涩等属阴。

(2)阴阳是辨别证候的总纲:如八纲辨证中,表证、热证、实证属阳;里证、寒证、虚证属阴。在临床辨证中,只有分清阴阳,才能抓住疾病的本质,做到执简驭繁。所以辨别阴证、阳证是诊断的基本原则,在临床上具有重要的意义。在脏腑辨证中,脏腑气血阴阳失调可表现出许多复杂的证候,但不外阴阳两大类,如在虚证分类中,心有气虚、阳虚和血虚、阴虚之分,前者属阳虚范畴,后者属阴虚范畴。

总之,由于阴阳偏盛偏衰是疾病过程中病理变化的基本规律,所以疾病的病理变化虽然错综复杂,千变万化,但其基本性质可以概括为阴和阳两大类。

5.用于指导疾病的防治

(1)指导养生防病:中医学十分重视对疾病的预防,不仅用阴阳学说来阐发摄生学说的理论。而且摄生的具体方法也是以阴阳学说为依据的:阴阳学说认为:人体的阴阳变化与自然界四时阴阳变化协调一致,就可以延年益寿:因而主张顺应自然,春夏养阳,秋冬养阴,精神内守,饮食有节,起居有常,做到"法于阴阳,和于术数"(《素问·上古天真论》)。借以保持机体内部以及机体内外界环境之间的阴阳平衡,达到增进健康、预防疾病的目的。

(2)用于疾病的治疗:由于疾病发生发展的根本原因是阴阳失调,因此,调整阴阳。补偏救弊,促使阴平阳秘,恢复阴阳相对平衡,是治疗疾病的基本原则。阴阳学说用以指导疾病的治疗,一是确定治疗原则,二是归纳药物的性能。

①确定治疗原则:阴阳偏盛的治疗原则:损其有余,实者泻之。阴阳偏盛,即阴或阳的过盛有余,为有余之证。由于阳盛则阴病,阳盛则热,阳热盛易于损伤阴液,阴盛则阳病,阴盛则寒,阴寒盛易于损伤阳气,故在调整阴阳的偏盛时,应注意有无相应的阴或阳偏衰的情况存在。若阴或阳偏盛而其相对的一方并没有构成虚损时,即可采用"损其有余"的原则。若其相对一方有偏衰时,则当兼顾其不足,配合以扶阳或益阴之法。阳盛则热属实热证,宜用寒凉药以制其阳,治热以寒,即"热者寒之"。阴盛则寒属寒实证,宜用温热药以制其阴,治寒以热,即"寒者热之"。因二者均为实证,所以称这种治疗原则为"损其有余",即"实者泻之"。

阴阳偏衰的治疗原则:补其不足,虚者补之。阴阳偏衰,即阴或阳的虚损不足,或为阴虚,或为阳虚。阴虚不能制阳而致阳亢者,属虚热证,治当滋阴以抑阳。一般不能用寒凉药直折其热,须用"壮水之主,以制阳光"(《素问·至真要大论》王冰注)的方法,补阴即所以制阳。"壮水之主,以制阳光"又称壮水制火或滋水制火,滋阴抑火,是治求其属的治法,即用滋阴降火之法,以抑制阳亢火盛。如肾阴不足,则虚火上炎,此非火之有余,乃水之不足,故当滋养肾水。《黄帝内经》称这种治疗原则为"阳病治阴"(《素问·阴阳应象大论》)。若阳虚不能制阴而造成阴盛者,属虚寒证,治当扶阳制

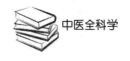

阴。一般不宜用辛温发散药以散阴寒,须用"益火之源,以消阴翳"(《素问至真要大论》王冰注)的方法,又称益火消阴或扶阳退阴,亦是治求其属的治法,即用扶阳益火之法,以消退阴盛。如肾主命门,为先天真火所藏,肾阳虚衰则现阳微阴盛的寒证,此非寒之有余,乃真阳不足,故治当温补肾阳,消除阴寒,《黄帝内经》称这种治疗原则为"阴病治阳"(《素问·阴阳应象大论》)。

补阳配阴,补阴配阳:至于阳损及阴、阴损及阳、阴阳俱损的治疗原则,根据阴阳互根的原理,阳损及阴则治阳要顾阴,即在充分补阳的基础上补阴(补阳配阴);阴损及阳则应治阴要顾阳,即在充分补阴的基础上补阳(补阴配阳);阴阳俱损则应阴阳俱补,以纠正这种低水平的平衡。阴阳偏衰为虚证,所以称这种治疗原则为"补其不足"或"虚则补之"。

②归纳药物的性能:阴阳用于疾病的治疗,不仅用以确立治疗原则,而且也用来概括药物的性味功能,作为指导临床用药的依据;治疗疾病,不但要有正确的诊断和确切的治疗方法,同时还必须熟练地掌握药物的性能。根据治疗方法,选用适宜药物,才能收到良好的疗效。

中药的性能,是指药物具有四气、五味、升降浮沉的特性。四气(又称四性),有寒、热、温、凉。五味有酸、苦、甘、辛、咸。四气属阳,五味属阴。四气之中,温热属阳;寒、凉属阴。五味之中,辛味能散、能行,甘味能益气,故辛甘属阳,如桂枝、甘草等;酸味能收,苦味能泻下,故酸苦属阴,如大黄、芍药等;淡味能渗泄利尿(物质的浓淡对比而言,浓属阴,淡属阳)故屑阳,如茯苓、通草;咸味药能润下,故属阴,如芒硝等。按药物的升降浮沉特性分,药物质轻,具有升浮作用的属阳,如桑叶、菊花等;药物质重,具有沉降作用的属阴,如龟板、赭石等。治疗疾病,就是根据病情的阴阳偏盛偏衰,确定治疗原则,再结合药物的阴阳属性和作用,选择相应的药物,从而达到"谨察阴阳所在而调之,以平为期"(《素问·至真要大论》)的治疗目的。

三、五行学说

五行学说是中国古代的一种朴素的唯物主义哲学思想,属元素论的宇宙观,是一种朴素的普通系统论。五行学说认为:宇宙间的一切事物,都是由木、火、土、金、水五种物质元素所组成,自然界各种事物和现象的发展变化,都是这五种物质不断运动和相互作用的结果。天地万物的运动秩序都要受五行生克制化法则的统一支配。五行学说用木、火、土、金、水五种物质来说明世界万物的起源和多样性的统一。自然界的一切事物和现象都可按照木、火、土、金、水的性质和特点归纳为五个系统。五个系统乃至每个系统之中的事物和现象都存在一定的内在关系,从而形成了一种复杂的网络状态,即所谓"五行大系"。五行大系还寻求和规定人与自然的对应关系,统摄自然与人事。人在天中,天在人中,你中有我,我中有你,天人交相生胜。五行学说认为大千世界是一个"变动不居"的变化世界,宇宙是一个动态的宇宙。

五行学说是说明世界永恒运动的一种观念。一方面认为世界万物是由木、火、土、金、水五种基本物质所构成,对世界的本原作出了正确的回答;另一方面又认为任何事物都不是孤立的、静止的,而是在不断地相生、相克的运动之中维持着协调平衡。所以,五行学说不仅具有唯物观,而且含有丰富的辩证法思想,是中国古代用以认识宇宙,解释宇宙事物在发生发展过程中相互联系法则的一种学说。

中医学把五行学说应用于医学领域,以系统结构观点来观察人体,阐述人体局部与局部、局部与整体之间的有机联系,以及人体与外界环境的统一,加强了中医学整体观念的论证,使中医学所采用的整体系统方法进一步系统化,对中医学特有的理论体系的形成,起了巨大的推动作用,成为中医学理论体系的哲学基础之一和重要组成部分。随着中医学的发展,中医学的五行学说与哲学上的五行学说日趋分离,着重用五行互藏理论说明自然界多维、多层次无限可分的物质结构和属性,以及脏腑的相互关系,特别是人体五脏之中各兼五脏,即五脏互藏规律,揭示机体内部与外界环境的动态平衡的调节机制,阐明健康与疾病、疾病的诊断和防治的规律。

(一)五行的基本概念

1.五行的含义

(1)五行的哲学含义:五行是中国古代哲学的基本范畴之一,是中国上古原始的科学思想。"五",是木、火、土、金、水五种物质:"行",四通八达,流行和行用之谓,是行动、运动的古义,即运动变化,运行不息的意思。五行,是指木火土金水五种物质的运动变化。切不可将五行看作是静态的,而应看作是五种动态的相互作用。五行不仅是物质和运动,而且又不再是物质和运动,不即不离,亦即亦离,是五种物、五种性、五种能力,故称五德。五行学说和阴阳学说一样,从一开始就着眼于事物的矛盾作用,事物的运动和变化。《说文解字》:"五""作""五行也,从二,阴阳在天地之间交舞也"。五行的"行"字、五运的"运"字都是运行不息的意思。五行的概念,不是表示五种特殊的物质形态,而是代表五种功能属性,"是五种强大的力量不停地循环运动而不是消极无动性的基本(主要的)物质"(英·李约瑟《中国科学技术史》),是自然界客观事物内部阴阳运动变化过程中五种状态的抽象,属于抽象的概念,也是中国古代朴素唯物主义哲学的重要范畴。

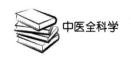

(2)五行的医学含义:中医学的五行,是中国古代哲学五行范畴与中医学相结合的产物,是中医学认识世界和生命运动的世界观和方法论。中医学对五行概念赋予了阴阳的含义,认为木、火、土、金、水乃至自然界的各种事物都是阴阳的矛盾运动所产生。阴阳的运动变化可以通过在天之风、热、温、燥、湿、寒六气和在地之木、火、土、金、水五行反映出来。中医学的五行不仅仅是指五类事物及其属性,更重要的是它包含了五类事物内部的阴阳矛盾运动。

中医学的五行概念,一是标示着物质世界,不论自然还是生命都是物质形态的多样性统一;二是标示着一种中国整体思想中的一种多元结构联系的思维形态. 多元结构联系的整体思维是中国古代相关性思维的典型形态之一——这种思维形态在中医学中获得了更典型、更充分的表达。中医学的五行概念,旨在说明人体结构的各个部分,以及人体与外界环境是一个有机整体,属医学科学中的哲学概念,与纯粹哲学概念不同,

2.五行与气、阴阳的关系

(1)五行与气:气与五行均为中国古代哲学对世界本原认识的哲学范畴。气范畴说明物质世界的统一性,而五行范畴则说明物质世界的物质形态的多样性。气与五行体现出中国古代哲学思想“一”和“多”的辩证统一,万物本原于一气,一气分五行,五行归于一气。

(2)五行与阴阳:阴阳是宇宙的总规律,是气本身内在的矛盾要素:气有阴阳,一气分五行,故五行也含阴阳。五行的运动也必然受阴阳的制约。阴变阳合而生五行。五行中木火属阳,金水土属阴,而五行中每一行又各具阴阳。

(二)五行学说的基本内容

1.对事物属性的五行分类

(1)五行的特性:五行的特性,是古人在长期生活和生产实践中,对木、火、土、金、水五种物质的朴素认识基础之上,进行抽象而逐渐形成的理论概念。五行的特性是:

①“木日曲直”:曲,屈也;直,伸也。曲直,即能曲能伸之义。木具有生长、能曲能伸、升发的特性。木代表生发力量的性能,标示宇宙万物具有生生不已的功能。凡具有这类特性的事物或现象,都可归属于“木”。

②“火日炎上”:炎,热也;上,向上。火具有发热、温暖、向上的特性。火代表生发力量的升华,光辉而热力的性能。凡具有温热、升腾、茂盛性能的事物或现象,均可归属于“火”。

③“土爱稼穑”:春种曰稼,秋收曰穑,指农作物的播种和收获。土具有载物、生化

的特性,故称土载四行,为万物之母。土具生生之义,为世界万物和人类生存之本,四象五行皆藉土。五行以土为贵。凡具有生化、承载、受纳性能的事物或现象,皆归属于"土"。

④"金曰从革":从,顺从、服从;革,革除、改革、变革。金具有能柔能刚、一变革、肃杀的特性。金代表固体的性能,凡物生长之后,必会达到凝固状态,用金以示其坚固性。引申为肃杀、潜能、收敛、清洁之意。凡具有这类性能的事物或现象,均可归属于"金"。

⑤"水曰润下":润,湿润;下,向下。水代表冻结含藏之意,水具有滋润、就下、闭藏的特性。凡具有寒凉、滋润、就下、闭藏性能的事物或现象都可归属于"水"。

由此可以看出,医学上所说的五行,不是指木火土金水这五种具体物质本身,而是五种物质不同属性的抽象概括。

(2)事物属性的五行分类:五行学说根据五行特性,与自然界的各种事物或现象相类比,运用归类和推演等方法,将其最终分成五大类。其具体推理方法是:

①类比:类比是根据两个或两类事物在某些属性或关系上的相似或相同而推出它们在其他方面也可能相同或相似的一种逻辑方法。类比也是一种推理方法。类比法,中医学称之为"援物比类"或"取象比类"。中医学五行学说运用类比方法,将事物的形象(指事物的性质、作用、形态)与五行属性相类比,物象具有与某行相类似的特性,便将其归属于某行。如方位配五行、五脏配五行等。方位配五行,旭日东升,与木之升发特性相类,故东方归属于木;南方炎热,与火之炎上特性相类,故南方归属于火。又如五脏配五行,脾主运化而类于土之化物,故脾归属于土,肺主肃降而类于金之肃杀,故肺归属于金,等等。

②推衍:推衍是根据已知的某些事物的属性,推衍至其他相关事物,以得知这些事物的属性的推理方法。属中国古代的类推形式,包括平行式推衍和包含式推衍两种类型。

平行式推衍:与类比思维相比,实际上是发生了量的变化,并没有改变思维作水方向运动的性质。通常是某种法则或范本的延伸,这种法则、范本与新的推衍对象之间并不存在包含关系。以木行推衍为例,已知肝属于木,而肝合胆,主筋,开窍于目,故胆、筋、目眦属于木。他如五志之怒、五声之呼、变动之握,以及五季之春、五方之东、五气之风、五化之生、五色之青、五味之酸、五时之平旦、五音之角等等,亦归于本。根据木行的特性,在人体以肝为中心,推衍至胆、目、筋、怒、呼、握;在自然界以春为中心,推衍至东、风、生、青、酸、平旦、角等。肝与胆、目、筋、怒、呼、握,以及春与东、风、生、青、

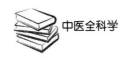

酸、平旦、角等之间并不存在包含关系，仅是在五脏之肝、五季之春的基础上发生了量的增加，其他四行均类此。

包含式推衍：包含式推衍又可分为抽象模型推衍和类命题推衍两种形式。五行学说按木、火、土、金、水五行之间生克制化规律，说明人体肝、心、脾、肺、肾五脏为中心的五脏系统，以及人体与自然环境各不同要素之间的统一性，便是五行结构模型推衍的具体应用。类命题推衍属中国古代的三段论推理。中国古代的三段论属"不完整不规范"的推理形式，尚不具备类型或范式的意义。在五行推衍中不若模型推衍应用广泛，故在此从略。

总之，五行学说以天人相应为指导思想，以五行为中心，以空间结构的五方、时间结构的五季、人体结构的五脏为基本框架，将自然界的各种事物和现象，以及人体的生理病理现象，按其属性进行归纳，即凡具有生发、柔和特性者统属于木；具有阳热、上炎特性者统属于火；具有长养、化育特性者统属于土；具有清静、收杀特性者统属于金；具有寒冷、滋润、就下、闭藏特性者统属于水。从而将人体的生命活动与自然界的事物和现象联系起来，形成了联系人体内外环境的五行结构系统，用以说明人体以及人与自然环境的统一性。

中国古代的科学方法具有勤于观察、善于推类、精于运数、重于应用和长于辩证的特点。推类，即善于用举一反三、引而伸之的推类方法去研究自然界的未知事物。在"仰观天象，俯察地理"，"近取诸身，远取诸物"的"观物取象"的基础上，"以类族辨物"，并进一步"引而伸之，触类而长之"，即触类旁通，由已知事物推广到其他未知的事物。五行学说的归类和推演的思维方法是：观物——取象——比类——运数（五行）——求道（规律），即应象以尽意。触类可为其象，合义可为其征，立象类比是手段，尽意求道是目的。这是一种以直接观察为基础的综合类比的思维方法。

类比思维是中国古代的重要思维形态，其基本特征是思维的横向性和联想性。所谓横向性是指思维是在个别或具体的事物与现象之间的水平运动，从个别走向个别，从具体走向具体，从事物与现象走向事物与现象。在横向思维中涉及的两端之间并无本质上的类属关系，仅是一种表象上的"类"似，与纵向思维沿着种属即从一般到个别的垂直方向进行不同。所谓联想性是指思维具有随意性，只要两个物象在某一点上具有相似性，思维就可以跨越巨大的种类界限和知识空间，在两个看似完全不着边际的物象之间建立联系，而不像推理必须在一个限定范围内循规蹈矩地进行。类比思维具有比较强烈的主观色彩，虽有想象力和创造力丰富的优点，但它缺少严格的客观准则的制约，易陷于主观无据的泥潭。它也必然具有类比的推理特点，即其结论是或然的，可靠性小、创造性大。因此,五行归类,或称五行大系,不仅要揭示自然界一切事物之间的关系,使上自碧落下迄黄泉,无可逃逸其间,而且又刻意地去寻求和规定自然与人事之间的联系,将大千世界网罗净尽,不免有牵强附会、机械类比之嫌。但五行大系的可贵之处在于:将宇宙万事万物各以类相从并相互作用,构成五个结构系统图式,组成一幅有序平衡、生机盎然的生存形态图,揭示了天人合一的宇宙之道。

2. 五行的调节机制

(1)五行的正常调节机制:五行生克制化:五行的生克制化规律是五行结构系统在正常情况下的自动调节机制。

①相生规律:相生即递相资生、助长、促进之意。五行之间互相滋生和促进的关系称作五行相生。

五行相生的次序是:木生火,火生土,土生金,金生水,水生木。

在相生关系中,任何一行都有"生我""我生"两方面的关系,《难经》把它比喻为"母"与"子"的关系。"生我"者为母,"我生"者为"子"。所以五行相生关系又称"母子关系"。以火为例,生"我"者木,木能生火,则木为火之母;"我"生者土,火能生土,则土为火之子。余可类推。

②相克规律:相克即相互制约、克制、抑制之意。五行之间相互制约的关系称之为五行相克。

五行相克的次序是:木克土,土克水,水克火,火克金,金克木,木克土。这种克制关系也是往复无穷的。木得金敛,则木不过散;水得火伏,则火不过炎;土得木疏,则土不过湿;金得火温,则金不过收;水得土渗,则水不过润。皆气化自然之妙用。

五行相生相克:在相克的关系中,任何一行都有"克我""我克"两方面的关系。《黄帝内经》称之为"所胜"与"所不胜"的关系。"克我"者为"所不胜"。"我克"者为"所胜"。所以,五行相克的关系,又叫"所胜"与"所不胜"的关系。以土为例,"克我"者木,则木为土之"所不胜"。"我克"者水,则水为土之"所胜"。余可类推。

在上述生克关系中,任何一行皆有"生我"和"我生","克我"和"我克"二四个方面的关系。以木为例,"生我"者水,"我生"者火;"克我"者金,"我克"者土。

③制化规律:五行中的制化关系,是五行生克关系的结合。相生与相克是不可分割的两个方面。没有生,就没有事物的发生和成长;没有克,就不能维持正常协调关系下的变化与发展。因此,必须生中有克(化中有制),克中有生(制中有化),相反相成,才能维持和促进事物相对平衡协调和发展变化。五行之间这种生中有制、制中有生、相互生化、相互制约的生克关系,称之为制化。

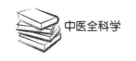

其规律是:木克土,土生金,金克木;火克金,金生水,水克火;土克水,水生木,木克土;金克木,木生火,火克金;水克火,火生土,土克水。

以相生言之,木能生火,是"母来顾子"之意,但是木之本身又受水之所生,这种"生我""我生"的关系是平衡的。如果只有"我生"而无"生我",那么对木来说,会形成太过,宛如收入与支出不平衡一样。另一方面,水与火之间,又是相克的关系,所以相生之中,又寓有相克的关系,而不是绝对的相生,这样就保证了生克之间的动态平衡。

以相克言之,木能克土,金又能克木(我克、克我),而土与金之间,又是相生的关系,所以就形成了木克土、土生金、金又克木(子复母仇)。这说明五行相克不是绝对的,相克之中,必须寓有相生,才能维持平衡。换句话说,被克者本身有反制作用,所以当发生相克太过而产生贼害的时候,才能够保持正常的平衡协调关系。

生克制化规律是一切事物发展变化的正常现象,在人体则是正常的生理状态。在这种相反相成的生克制化关系中,还可以看出五行之间伪协调平衡是相对的。因为相生相克的过程,也就是事物消长发展的过程。在此过程中,一定会出现太过和不及的情况。这种情况的出现,其本身就是再一次相生相克的调节。这样,又复出现再一次的协调平衡。这种在不平衡之中求得平衡,而平衡又立刻被新的不平衡所代替的循环运动,就不断地推动着事物的变化和发展。五行学说用这一理论来说明自然界气候的正常变迁和自然界的生态平衡,以及人体的生理活动.

(2)五行的异常调节机制:五行子母相及和乘侮胜复:五行结构系统在异常情况下的自动调节机制为子母相及和乘侮胜复。

①子母相及:及,影响所及之意。子母相及是指五行生克制化遭到破坏后所出现的不正常的相生现象。包括母及于子和子及于母两个方面。母及于子与相生次序一致,子及于母则与相生的次序相反。如木行,影响到火行,叫作母及于子;影响到水行,则叫作子及于母。

②相乘相侮:相乘相侮,实际上是反常情况下的相克现象。

相乘规律:乘,即乘虚侵袭之意。相乘即相克太过,超过正常制约的程度,使事物之间失去了正常的协调关系。五行之间相乘的次序与相克同,但被克者更加虚弱。

相乘现象可分两个方面:其一,五行中任何一行本身不足(衰弱),使原来克它的一行乘虚侵袭(乘),而使它更加不足,即乘其虚而袭之:如以木克土为例:正常情况下,木克土,木为克者,土为被克者,由于它们之间相互制约而维持着相对平衡状态。异常情况下,木仍然处于正常水平,但土本身不足(衰弱),因此,两者之间失去了原来的平衡状态,则木乘土之虚而克它。这样的相克,超过了正常的制约关系,使土更虚。其二,五行中任何一行本身过度亢盛,而原来受它克制的那一行仍处于正常水平,在这种情况下,虽然"被克"一方正常,但由于"克"的一方超过了正常水平,所以也同样会打破两者之间的正常制约关系,出现过度相克的现象。如仍以木克土为例:正常情况下,木能制约土,维持正常的相对平衡,若土本身仍然处于正常水平,但由于木过度亢进,从而使两者之间失去了原来的平衡状态,出现了木亢乘土的现象。

"相克"和"相乘"是有区别的,前者是正常情况下的制约关系,后者是正常制约关系遭到破坏的异常相克现象。在人体,前者为生理现象,而后者为病理表现。但是近人习惯将相克与反常的相乘混同,病理的木乘土,也称木克土。

相侮规律:侮,即欺侮,有恃强凌弱之意。相侮是指五行中的任何一行本身太过,使原来克它的一行,不仅不能去制约它,反而被它所克制,即反克,又称反侮。

相侮现象也表现为两个方面,如以木为例:其一,当木过度亢盛时,金原是克木的,但由于木过度亢盛,则金不仅不能去克木,反而被木所克制,使金受损,这叫木反侮金。其二,当木过度衰弱时,金原克木,木又克土,但由于木过度衰弱,则不仅金来乘木,而且土亦乘木之衰而反侮之。习惯上把土反侮木称之为"土壅木郁"。

相乘相侮均为破坏相对协调统一的异常表现。乘侮,都凭其太过而乘袭或欺侮。"乘"为相克之有余,而危害于被克者,也就是某一行对其"所胜"过度克制。"侮"为被克者有余,而反侮其克者,也就是某一行对其"所不胜"的反克。为了便于理解,我们将乘侮分别开来——加以分析:实际上,相乘和相侮是休戚相关的,是一个问题的两个方面,现在,我们将两者统一起来分析之。如木有余而金不能对木加以克制,木便过度克制其所胜之土,这叫作"乘",同时,木还恃己之强反去克制其"所不胜"的金,这叫作"侮"。反之,木不足,则不仅金来乘木,而且其所胜之土又乘其虚而侮之。所以说:"气有余,则制己所胜而侮所不胜,其不及,则己所不胜侮而乘之,己所胜轻而侮之"(《素问·五运行大论》)。

③胜复规律:胜复指胜气和复气钧关系。五行学说把由于太过或不及引起的对"己所胜"的过度克制称之为"胜气",而这种胜气在五行系统内必然招致一种相反的力量(报复之气),将其压抑下去,这种能报复"胜气"之气,称为"复气",总称"胜复之气"。"有胜之气,其必来复也"(《素问·至真要大论》)。这是五行结构系统本身作为系统整体对于太过或不及的自行调节机制,旨在使之恢复正常制化调节状态。如木气太过,作为胜气则过度克土,而使土气偏衰,土衰不能制水,则水气偏胜而加剧克火,火气受制而减弱克金之力,于是金气旺盛起来,把太过的木气克伐下去,使其恢复正

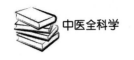

常。反之,若木气不足,则将受到金的过度克制,同时又因木衰不能制土而引起土气偏亢,土气偏亢则加强抑水而水气偏衰,水衰无以制火而火偏亢,火偏亢则导致金偏衰而不能制木,从而使不及的木气复归于平,以维持其正常调节状态。故曰:"形有胜衰,谓五行之治,各有太过不及也。故其始也,有余而往,不足随之,不足而往,有余从之"(《素问·天元纪大论》)。

胜复的调节规律是:先有胜,后必有复,以报其胜。"胜气"重,"复气"也重;"胜气"轻,"复气"也轻。在五行具有相克关系的各行之间有多少太过,便会招致多少不及;有多少不及,又会招致多少太过。由于五行为单数,所以对于任何一行,有"胜气"必有"复气",而且数量上相等。故曰:"有重则复,无胜则否"(《素问·至真要大论》),"微者复微,甚则复甚"(《素问·五常政大论》)。这是五行运动的法则。通过胜复调节机制,使五行结构系统整体在局部出现较大不平衡的情况,进行自身调节,继续维持其整体的相对平衡。

总之,五行结构系统具有两种调节机制,一为正常情况下的生克制化调节机制,一为异常情况下的胜复调节机制。通过这两种调节机制,形成并保障了五行结构系统的动态平衡和循环运动。

(三)五行学说在中医学中的应用

五行学说在中医学领域中的应用,主要是运用五行的特性来分析和归纳人体的形体结构及其功能,以及外界环境各种要素的五行属性;运用五行的生克制化规律来阐述人体五脏系统之间的局部与局部、局部与整体,以及人与外界环境的相互关系;用五行乘侮胜复规律来说明疾病的发生发展的规律和自然界五运六气的变化规律,不图2—11五行胜复规律示意图仅具有理论意义,而且还有指导临床诊断、治疗和养生康复的实际意义。五行学说的应用,加强了中医学关于人体以及人与外界环境是一个统一整体的论证,使中医学所采用的整体系统方法更进一步系统化。

1.说明脏腑的生理功能及其相互关系

(1)人体组织结构的分属:中医学在五行配五脏的基础上,又以类比的方法,根据脏腑组织的性能、特点,将人体的组织结构分属于五行,以五脏(肝、心、脾、肺、肾)为中心,以六腑(实际上是五腑:胃、小肠、大肠、膀胱、胆)为配合,支配五体·(筋、脉、肉、皮毛、骨),开窍于五官(目、舌、口、鼻、耳),外荣于体表组织(爪、面、唇、毛、发)等,形成了以五脏为中心的脏腑组织的结构系统,从而为脏象学说奠定了理论基础。

(2)说明脏腑的生理功能:五行学说,将人体的内脏分别归属于五行,以五行的特性来说明五脏的部分生理功能。如:木性可曲可直,条顺畅达,有生发的特性,故肝喜条达而恶抑郁,有疏泄的功能;火性温热,其性炎上,心属火,故心阳有温煦之功;土性敦厚,有生化万物的特性,脾属土,脾有消化水谷,运送精微,营养五脏、六腑、四肢百骸之功,为气血生化之源;金性清肃,收敛,肺属金,故肺具清肃之性,肺气有肃降之能;水性润下,有寒润、下行、闭藏的特性,肾属水,故肾主闭藏,有藏精、主水等功能。

(3)说明脏腑之间的相互关系:中医五行学说对五脏五行的分属,不仅阐明了五脏的功能和特性,而且还运用五行生克制化的理论,来说明脏腑生理功能的内在联系。五脏之间既有相互滋生的关系,又有相互制约的关系。

用五行相生说明脏腑之间的联系:如木生火,即肝木济心火,肝藏血,心主血脉,肝藏血功能正常有助于心主血脉功能的正常发挥。火生土,即心火温脾土,心主血脉、主神志、脾主运化、主生血统血,心主血脉功能正常,血能营脾,脾才能发挥主运化、生血、统血的功能。土生金,即脾土助肺金,脾能益气,化生气血,转输精微以充肺,促进肺主气的功能,使之宣肃正常。金生水,即肺金养肾水,肺主清肃,肾主藏精,肺气肃降有助于肾藏精、纳气、主水之功。水生木,即肾水滋肝木,肾藏精,肝藏血,肾精可化肝血,以助肝功能的正常发挥。这种五脏相互滋生的关系,就是用五行相生理论来阐明的。

用五行相克说明五脏间的相互制约关系:如心属火,肾属水,水克火,即肾水能制约心火,如肾水上济于心,可以防止心火之亢烈。肺属金,心属火,火克金,即心火能制约肺金,如心火之阳热,可抑制肺气清肃之太过。肝属木,肺属金,金克木,即肺金能制约肝木,如肺气清肃太过,可抑制肝阳的上亢。脾属土,肝属木,木克土,即肝木能制约脾土。如肝气条达,可疏泄脾气之壅滞。肾属水,脾属土,土克水,即脾土能制约肾水,如脾土的运化,能防止肾水的泛滥。这种五脏之间的相互制约关系,就是用五行相克理论来说明的。

五脏中每一脏都具有生我、我生、克我、我克的关系。五脏之间的生克制化,说明每一脏在功能上有他脏的资助,不致于虚损,又能克制另外的脏器,使其不致过亢。本脏之气太盛,则有他脏之气制约;本脏之气虚损,则又可由他脏之气补之。如脾(土)之气,其虚,则心(火)生之;其亢,则有肝木克之;肺(金)气不足,土可生之;肾(水)气过亢,土可克之。这种生克关系把五脏紧紧联系成一个整体,从而保证了人体内环境的对立统一。

就五行的相互关系而言,除五行之间的生克制化胜复外,尚有五行互藏。五行互藏又称"五行体杂","……既有杂,故一行当体,即有五义"(《五行大义·卷二》)。而明代张景岳则明确提出了五行互藏,"五行者,水火木金土也……世人皆知五之为五,而不知五者之中,五五二十五,而复有互藏之妙焉"(《类经图翼·五行统论》)。即五

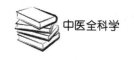

行的任何一行中,又复有五行。如木行中更具火土金水成分,余类推。中医学根据五行互藏而形成了五脏互藏理论,即五脏的网络调节机制。

(4)说明人体与内外环境的统一:事物属性的五行归类,除了将人体的脏腑组织结构分别归属于五行外,同时也将自然的有关事物和现象进行了归属。例如,人体的五脏、六腑、五体、五官等,与自然界的五方、五季、五味、五色等相应,这样就把人与自然环境统一起来。这种归类方法,不仅说明了人体内在脏腑的整体统一,而且也反映出人体与外界的协调统一。如春应东方,风气主令,故气候温和,气主生发,万物滋生。人体肝气与之相应,肝气旺于春。这样就将人体肝系统和自然春木之气统一起来。从而反映出人体内外环境统一的整体观念。

2. 说明五脏病变的传变规律

(1)发病:五脏外应五时,所以六气发病的规律,一般是主时之脏受邪发病。由于五脏各以所主之时而受病,当其时者,必先受之。所以,春天的时候,肝先受邪;夏天的时候,心先受邪;长夏的时候,脾先受邪;秋天的时候,肺先受邪;冬天的时候,肾先受邪。

主时之脏受邪发病,这是一般的规律,但是也有所胜和所不胜之脏受病的。气候失常,时令未到而气先至,属太过之气;时令已到而气未至,属不及之气。太过之气的发病规律,不仅可以反侮其所不胜之脏,而且还要乘其所胜之脏;不及之气的发病规律,不仅所胜之脏妄行而反侮,即使是我生之脏,亦有受病的可能。这是根据五行所胜与所不胜的生克乘侮规律而推测的。这种发病规律的推测,虽然不能完全符合临床实践,但它说明了五脏疾病的发生,受着自然气候变化的影响。

(2)传变:由于人体是一个有机整体,内脏之间又是相互滋生、相互制约的.因而在病理上必然相互影响。本脏之病可以传至他脏,他脏之病也可以传至本脏,这种病理上的相互影响称之为传变。从五行学说来说明五脏病变的传变,可以分为相生关系传变和相克关系传变。

①相生关系传变:包括"母病及子"和"子病犯母"两个方面。

母病及子:又称"母虚累子"。母病及子系病邪从母脏传来,侵入属子之脏,即先有母脏的病变后有子脏的病变。如水不涵木,即肾阴虚不能滋养肝木,其临床表现在肾,则为肾阴不足,多见耳鸣、腰膝酸软、遗精等;在肝,则为肝之阴血不足,多见眩晕、消瘦、乏力、肢体麻木,或手足蠕动,甚则震颤抽掣等。阴虚生内热,故亦现低热、颧红、五心烦热等症状。肾属水,肝属木,水能生木。现水不生木,其病由肾及肝,由母传子。由于相生的关系,病情虽有发展,但互相滋生作用不绝,病情较轻。

子病犯母：又称"子盗母气"。子病犯母系病邪从子脏传来，侵入属母之脏，即先有子脏的病变，后有母脏的病变。如心火亢盛而致肝火炽盛，有升无降，最终导致心肝火旺。心火亢盛，则现心烦或狂躁谵语、口舌生疮、舌尖红赤疼痛等症状；肝火偏旺，则现烦躁易怒、头痛眩晕、面红目赤等症状。心属火，肝属木，木能生火。肝为母，心为子。其病由心及肝，由于传母，病情较重。

疾病按相生规律传变，有轻重之分，"母病及子"为顺，其病轻；"子病犯母"为逆，病重。

②相克关系传变：包括"相乘"和"反侮"两个方面。

相乘：是相克太过为病，如木旺乘土，又称木横克土。木旺乘土，即肝木克伐脾胃，先有肝的病变，后有脾胃的病变。由于肝气横逆，疏泄太过，影响脾胃，导致消化机能紊乱，肝气横逆，则现眩晕头痛、烦躁易怒、胸闷胁痛等症状；及脾则表现为脘腹胀痛、厌食、大便溏泄或不调等脾虚之候；及胃则表现为纳呆、嗳气、吞酸、呕吐等胃失和降之证。由肝传脾称肝气犯脾，由肝传胃称肝气犯胃：木旺乘土，除了肝气横逆的病变外，往往是脾气虚弱和胃失和降的病变同时存在。肝属木，脾（胃）属土，木能克土，木气有余，相克太过，其病由肝传脾（胃）。病邪从相克方面传来，侵犯被克脏器。

相侮：又称反侮，是反克为害，如木火刑金，由于肝火偏旺，影响肺气清肃，临床表现既有胸胁疼痛、口苦、烦躁易怒、脉弦数等肝火过旺之证，又有咳嗽、咳痰，甚或痰中带血等肺失清肃之候：肝病在先，肺病在后。肝属木，肺属金，金能克木，今肝木太过，反侮肺金，其病由肝传肺。病邪从被克脏器传来，此属相侮规律传变，生理上既制约于我，病则其邪必微，其病较轻，故《难经》谓"从所胜来者为微邪"。

总之，五脏之间的病理影响及其传变规律，可以用五行生克乘侮规律来解释。如肝脏有病，可以传心称为母病及子；传肾，称为子病及母。这是按相生规律传变，其病轻浅，《难经》称为"顺传"。若肝病传脾，称为木乘土；传肺，称为木侮金。这是按乘侮规律传变，其病深重，《难经》称为"逆传"，

3. 用于指导疾病的诊断

人体是一个有机整体，当内脏有病时，人体内脏功能活动及其相互关系的异常变化，可以反映到体表相应的组织器官，出现色泽、声音、形态、脉象等诸方面的异常变化。由于五脏与五色、五音、五味等都以五行分类归属形成了一定的联系，这种五脏系统的层次结构，为诊断和治疗奠定了理论基础。因此，在临床诊断疾病时，就可以综合望、闻、问、切四诊所得的材料，根据五行的所属及其生克乘侮的变化规律，来推断病情。

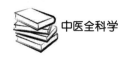

（1）从本脏所主之色、味、脉来诊断本脏之病。如面见青色，喜食酸味，脉见弦象，可以诊断为肝病；面见赤色，口味苦，脉象洪，可以诊断为心火亢盛。

（2）推断脏腑相兼病变：从他脏所主之色来推测五脏病的传变。脾虚的病人，面见青色，为木来乘土；心脏病人，面见黑色，为水来克火，等等。

（3）推断病变的预后：从脉与色之间的生克关系来判断疾病的预后。如肝病色青见弦脉，为色脉相符，如果不得弦脉反见浮脉则属相胜之脉，即克色之脉（金克木）为逆；若得沉脉则属相生之脉，即生色之脉（水生木）为顺？

4. 用于指导疾病的防治

五行学说在治疗上的应用，体现于药物、针灸、精神等疗法之中，主要表现在以下几个方面：

（1）控制疾病传变：运用五行子母相及和乘侮规律，可以判断五脏疾病的发展趋势。一脏受病，可以波及其他四脏，如肝脏有病可以影响到心、肺、脾、肾等脏。他脏有病亦可传给本脏，如心、肺、脾、肾之病变，也可以影响到肝；因此，在治疗时，除对所病本脏进行处理外，还应考虑到其他有关脏腑的传变关系。根据五行的生克乘侮规律，来调整其太过与不及，控制其传变，使其恢复正常的功能活动。如肝气太过，木旺必克土，此时应先健脾胃以防其传变。脾胃不伤，则病不传，易于痊愈。这是用五行生克乘侮理论阐述疾病传变规律和确定预防性治疗措施。至于能否传变，则取决于脏腑的机能状态，即五脏虚则传，实则不传。

在临床工作中，我们既要掌握疾病在发展传变过程中的生克乘侮关系，借以根据这种规律及早控制传变和指导治疗，防患于未然，又要根据具体病情而辨证施治，切勿把它当作刻板的公式而机械地套用。

（2）确定治则治法：五行学说不仅用以说明人体的生理活动和病理现象，综合四诊，推断病情，而且也可以确定治疗原则和制订治疗方法。

① 根据相生规律确定治疗原则：临床上运用相生规律来治疗疾病，多属母病及子，其次为子盗母气。其基本治疗原则是补母和泻子，所谓"虚者补其母，实者泻其子"（《难经·六十九难》）。

补母：补母即"虚则补其母"，用于母子关系的虚证。如肾阴不足，不能滋养肝木，而致肝阴不足者，称为水不生木或水不涵木。其治疗，不直接治肝，而补肾之虚。因为肾为肝母，肾水生肝木，所以补肾水以生肝木。又如肺气虚弱发展到一定程度，可影响脾之健运而导致脾虚。脾土为母，肺金为子，脾土生肺金，所以可用补脾气以益肺气的方法治疗。针灸疗法，凡是虚证，可补其所属的母经或母穴，如肝虚证取用肾经合穴

(水穴)阴谷,或本经合穴(水穴)曲泉来治疗。这些虚证,利用母子关系治疗,即所谓"虚则补其母"。相生不及,补母则能令子实。

泻子:泻子即"实者泻其子",用于母子关系的实证。如肝火炽盛,有升无降,出现肝实证时,肝木是母,心火是子,这种肝之实火的治疗,可采用泻心法,泻心火有助于泻肝火。针灸疗法,凡是实证,可泻其所属的子经或子穴。如肝实证可取心经荥穴(火穴)少府,或本经荥穴(火穴)行间治疗。这就是"实者泻其子"的意思。

临床上运用相生规律来治疗,除母病及子、子盗母气外,还有单纯子病,均可用母子关系加强相生力量。所以相生治法的运用,主要是掌握母子关系,它的原则是"虚则补其母","实则泻其子"。凡母虚累子,应先有母的症状;子盗母气,应先有子的症状;单纯子病,须有子虚久不复原的病史。这样,三者治法相似,处方则有主次之分。

根据相生关系确定的治疗方法,常用的有以下几种:

滋水涵木法:滋水涵木法是滋养肾阴以养肝阴的方法,又称滋养肝肾法、滋补肝肾法、乙癸同源法。适用于肾阴亏损而肝阴不足,甚者肝阳偏亢之证。表现为头目眩晕,眼干目涩,耳鸣颧红,口干,五心烦热,腰膝酸软,男子遗精,女子月经不调,舌红苔少,脉细弦数等。

益火补土法:益火补土法是温肾阳而补脾阳的一种方法,又称温肾健脾法、温补脾肾法,适用于肾阳式微而致脾阳不振之证。表现为畏寒,四肢不温,纳减腹胀,泄泻,浮肿等。

这里必须说明,就五行生克关系而言,心属火、脾属土。火不生土应当是心火不生脾土。但是,我们所说的"火不生土"多是指命门之火(肾阳)不能温煦脾土的脾肾阳虚之证,少指心火与脾阳的关系。

培土生金法:培土生金法是用补脾益气而补益肺气的方法,又称补养脾肺法,适用于脾胃虚弱,不能滋养肺脏而肺虚脾弱之候。·该证表现为久咳不已,痰多清稀,或痰少而粘,食欲减退,大便溏薄,四肢乏力,舌淡脉弱等。

金水相生法:金水相生法是滋养肺肾阴虚的一种治疗方法,又称补肺滋肾法、滋养肺肾法。金水相生是肺肾同治的方法,有"金能生水,水能润金之妙"(《时病论·卷之四》)。适用于肺虚不能输布津液以滋肾,或肾阴不足,精气不能上滋于肺,而致肺肾阴虚者,表现为咳嗽气逆,干咳或咳血,音哑,骨蒸潮热,口干,盗汗,遗精,腰酸腿软,身体消瘦,舌红苔少,脉细数等。

②根据相克规律确定治疗原则:临床上由于相克规律的异常而出现的病理变化,虽有相克太过、相克不及和反克之不同,但总的来说,可分强弱两个方面,即克者属强,

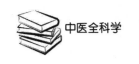

表现为功能亢进,被克者属弱,表现为功能衰退。因而,在治疗上同时采取抑强扶弱的手段,并侧重在制其强盛,使弱者易于恢复。另一方面强盛而尚未发生相克现象,必要时也可利用这一规律,预先加强被克者的力量,以防止病情的发展。

抑强:用于相克太过。如肝气横逆,犯胃克脾,出现肝脾不调,肝胃不和之证,称为木旺克土,用疏肝、平肝为主。或者木本克土,反为土克,称为反克,亦叫反侮。如脾胃壅滞,影响肝气条达,当以运脾和胃为主。抑制其强者,则被克者的功能自然易于恢复。

扶弱:用于相克不及。如肝虚瘀滞,影响脾胃健运,称为木不疏土。治宜和肝为主,兼顾健脾,以加强双方的功能。

运用五行生克规律来治疗,必须分清主次.或是治母为主,兼顾其子;治子为主,兼顾其母。或是抑强为主,扶弱为辅,扶弱为主,抑强为辅。但是又要从矛盾双方来考虑,不得顾此失彼。

根据相克规律确定的治疗方法,常用的有以下几种:

抑木扶土法:抑木扶土法是以疏肝健脾药治疗肝旺脾虚的方法。疏肝健脾法、平肝和胃法、调理肝脾法属此法范畴,适用于木旺克土之证,临床表现为胸闷胁胀,不思饮食,腹胀肠鸣,大便或秘或溏或脘痞腹痛,嗳气,矢气等。

培土制水法:培土制水法是用温运脾阳或温肾健脾药以治疗水湿停聚为病的方法,又称敦土利水法、温肾健脾法。适用于脾虚不运、水湿泛滥而致水肿胀满之候。

若肾阳虚衰,不能温煦脾阳,则肾不主水,脾不制水,水湿不化,常见于水肿证,这是水反克土。治当温肾为主,兼顾健脾。

所谓培土制水法,是用于脾肾阳虚,水湿不化所致的水肿胀满之证。如以脾虚为主,则重在温运脾阳;若以肾虚为主,则重在温阳利水,实际上是脾肾同治法。

佐金平木法:佐金平木法是清肃肺气以抑制肝木的一种治疗方法,又称泻肝清肺法。临床上多用于肝火偏盛,影响肺气清肃之证,又称"木火刑金"。表现为胁痛,口苦,咳嗽,痰中带血,急躁烦闷,脉弦数等。

泻南补北法:泻南补北法即泻心火滋肾水,又称泻火补水法、滋阴降火法。适用于肾阴不足,心火偏旺,水火不济,心肾不交之证。该证表现为腰膝酸痛,心烦失眠,遗精等。因心主火,火属南方;肾主水,水属北方,故称本法为泻南补北,这是水不制火时的治法。

但必须指出,肾为水火之脏,肾阴虚亦能使相火偏亢,出现梦遗、耳鸣、喉痛、咽干等,也称水不制火,这种属于一脏本身水火阴阳的偏盛偏衰,不能与五行生克的水不克火混为一谈。

（3）指导脏腑用药：中药以色味为基础，以归经和性能为依据，按五行学说加以归类：如青色、酸味入肝；赤色、苦味入心；黄色、甘味入脾；白色、辛味入肺；黑色、咸味入肾。这种归类是脏腑选择用药的参考依据。

（4）指导针灸取穴：在针灸疗法上，针灸医学将手足十二经四肢末端的穴位分属于五行，即井、荥、俞、经、合五种穴位属于木、火、土、金、水。临床根据不同的病情以五行生克乘侮规律进行选穴治疗。

（5）指导情志疾病的治疗：精神疗法主要用于治疗情志疾病。情志生于五脏，五脏之间有着生克关系，所以；情志之间也存在这种关系。由于在生理上人的情志变化有着相互抑制的作用，在病理上和内脏有密切关系，故在临床上可以用情志的相互制约关系来达到治疗的目的。如"怒伤肝，悲胜怒……喜伤心，恐胜喜……思伤脾，怒胜思……忧伤肺，喜胜忧……恐伤肾，思胜恐"（《素问·阴阳应象大论》）。即所谓以情胜情。

由此可见，临床上依据五行生克规律进行治疗，确有其一定的实用价值。但是，并非所有的疾病都可用五行生克这一规律来治疗，不要机械地生搬硬套。换言之，在临床上既要正确地掌握五行生克的规律，又要根据具体病情进行辨证施治。

四、脏象

脏与脏象学说的基本概念：脏象，原作臆象、藏象。"藏象"一词，首见于《素问·六节脏象论》。藏，指隐藏于体内的脏器。象，其义有二，一指脏腑的解剖形态，"象者，像也。论脏腑之形象，以应天地之阴阳也"（《黄帝内经素问集注·卷二》）。如"心象尖圆，形如莲花"（《医宗必读·改正内景脏腑图》）。其二指脏腑的生理病理表现于外的征象。"象，谓所见于外，可阅者也"（王冰注《黄帝内经素问》），"象，形象也。藏居于内，形见于外，故曰藏象"（《类经·藏象类》）。"象"是"藏"的外在反映，"藏"是"象"的内在本质，两者结合起来就叫作"藏象"。藏通"脏"。"藏象"今作"脏象"。脏象是人体系统现象与本质的统一体，是人体脏腑的生理活动及病理变化反映于外的征象。中医学据此作为判断人体健康和诊断、治疗疾病的依据。

就方法论而言，中医学以系统方法为主，朴素的元素分析方法和系统方法相结合，以解剖学为基础，通过分析活的机体的外部表征，来推导认识人体内部的生理病理规律，以表知里，确定"象"与"脏"之间的关系，建立脏象的概念。以病理反证生理，重功能而轻形质，是脏象认识生命本质的重要特点。因此，脏象的本来含义是人体内在脏

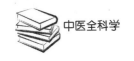

腑的生理活动和病理变化反映于外的征象。其内容包括脏腑的形态结构、生理功能、病理变化以及脏腑与外界环境的关系。实际上，脏象是一个动态的生理、病理概念，是生命本质与现象的统一。基于对脏象的这一认识，将脏象学说定义为研究人体脏腑组织器官生理功能、病理变化及相互关系的学说。

科学的分化与综合是促进科学发展的动力。在中医学发展过程中，中医学理论体系内部不断地发生分化与综合，从而形成了一系列新的分支学科。中医基础理论就是中医学在现代科学分化与综合的结果。在中医基础理论学科的形成和发展过程中，其自身的科学体系也在不断地分化与综合。如脏象原规定为生理病理的综合性概念，脏象学说则囊括了中医学的生理学和病理学的全部内容。因此，在中医基础理论的科学体系中，只有病因学而无病理学。

随着对脏象认识的不断深化，将脏象学说原来的研究对象的生理和病理内容分别开来，作为不同的研究对象进行研究，将脏腑的生理学归于脏象学说，而将脏腑的病理归于病机学又称病理学，于是，中医病机学成为一个完整的独立的体系。这是中医基础理论科学体系自身分化与综合的产物，它有助于中医学理论的发展和现代化。

基于上述，本书将脏象和脏象学说原来的概念的外延缩小而作如下定义：脏象是人体内在脏腑机能活动表现于外的征象。中医学考察人体的生命活动时，以功能活动的动态形象为本，而形体器官和物质构成为从，当涉及"器"与"象"的关系时，着重的不是器，而是其"象"，并且以功能之象来界定其器。所以，脏象则以象为本，据象定脏。就这个意义讲，脏象主要指人体内脏机能活动表现的征象。

脏象学说是研究脏腑形体官窍的形态结构、生理活动规律及其相互关系的学说。它认为人体是以心、肝、脾、肺、肾五脏为中心，以胆、胃、大肠、小肠、膀胱、三焦等六腑相配合，以气血精津液为物质基础，通过经络内而五脏六腑，外而形体官窍所构成五个功能活动系统。这五个系统不仅都受天地四时阴阳的影响，同时互相之间也紧密联系，五脏之中各有五脏，从而使人体整体与局部、局部与局部，以及人体与外界环境成为一个复杂的网络结构。

脏腑的概念：脏腑是人体五脏(心、肺、脾、肝、肾)、六腑(胆、胃、大肠、小肠、膀胱、三焦)和奇恒之腑(脑、髓、骨、脉、胆、女子胞)的总称。其主要是人体内视之可见、触之可及的实体脏器，它是在古代的历史条件下，运用解剖学的方法，实际观察、测量而来的。如《灵枢·五十营》对人体呼吸的计量，《灵枢·骨度》对人体骨骼的计量，以及《灵枢·肠胃》和《灵枢·平人绝谷》等对人体器官的计量等等。《灵枢·肠胃》关于人体食道与大小肠长度比为1:35.5，与现代解剖学所定长度比例1:37基本吻合。可见,当时解剖学记载是符合实际的,其计量也是很精细的。但中医学研究脏腑主要不是从解剖学的脏腑实体器官出发,而是以整体功能为基础,以显现于外的功能现象和联系为基础来确定脏腑的概念。因此,脏腑是一个形态与功能的综合概念,不仅具有解剖学意义,而且更重要的是一个人体的功能模型。

脏腑的分类及其生理特点:根据生理功能特点,脏腑分为五脏、六腑和奇恒之腑三类。

五脏:心、肝、脾、肺、肾合称五脏。从形象上看,五脏属于实体性器官;从功能上看,五脏是主"藏精气",即生化和贮藏气血、津液、精气等精微物质,主持复杂的生命活动。所以说:"五脏者,藏精气而不泻也,故满而不能实"(《素问·五脏别论》)。满,指精气盈满;实,指水谷充实。满而不能实,就是说五脏贮藏的都是精气,而不是水谷或废料。

六腑:胆、胃、小肠、大肠、膀胱、三焦合称六腑。府通"腑",有府库之意。从形象上看,六腑属于管腔性器官;从功能上看,六腑是主"传化物",即受纳和腐熟水谷,传化和排泄糟粕,主要是对饮食起消化、吸收、输送、排泄的作用。所以说:"六腑,传化物而不藏,故实而不能满也"(《素问·五脏别论》)。六腑传导、消化饮食物,经常充盈水谷,而不贮藏精气。因传化不藏,故虽有积实而不能充满。但应指出,所谓五脏主藏精气,六腑传化糟粕,仅是相对地指出脏和腑各有所主而已。实际上,五脏中亦有浊气,六腑中亦有精气,脏中的浊气,由腑输泻而出,腑中的精气,输于脏而藏之。

奇恒之腑:脑、髓、骨、脉、胆、女子胞六者合称奇恒之腑。奇者异也,恒者常也。奇恒之腑,形多中空,与腑相近,内藏精气,又类于脏,似脏非脏,似腑非腑,故称之为"奇恒之腑"。所以说:"脑、髓、骨、脉、胆、女子胞,此六者,地气之所生也,皆藏于阴而象于地,故藏而不泻,名曰奇恒之腑"(《素问·五脏别论》)。脏象学说的内容主要为脏腑、形体和官窍等。其中,以脏腑,特别是五脏为重点。五脏是生命活动的中心,六腑和奇恒之腑均隶属于五脏。因此,五脏理论是脏象学说中最重要的内容。

形体,其广义者,泛指具有一定形态结构的组织,包括头、躯干和脏腑在内;其狭义者,指皮、肉、筋、骨、脉五种组织结构,又称五体。

官窍,官指机体有特定功能的器官,如耳、目、口、唇、鼻、舌,又称五官,它们分属于五脏,为五脏的外候。窍,有孔穴、苗窍之意,是人体与外界相通连的窗口。官必有窍,窍多成官,故官窍并称。窍有七窍,七窍指头面部七个孔窍(眼二、耳二、鼻孔二、口)。五脏的精气分别通达于七窍。九窍又称九宫,指七窍又前阴和后阴而言。

脏象学说的特点:以五脏为中心的整体观是脏象学说的基本特点。脏象学说的研

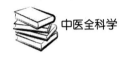

究对象是具有生命活力的人。人体是以五脏为中心的、极其复杂的有机整体。人体各组成部分之间,在形态结构上密不可分,在生理功能上互相协调,在物质代谢上互相联系,在病理上互相影响。人体的生理病理又与外界环境相通应,体现了结构与功能、物质与代谢、局部与整体、人体与环境的统一。以五脏为中心,从系统整体的观点来把握人体,是脏象学说的基本特点。

脏象学说贯穿在中医学的解剖、生理、病理、诊断、治疗、方剂、药物、预防等各个方面,在中医学理论体系中,处于十分重要的地位。

五、精、气、血、津液

精、气、血、津液学说中的精、气概念,与中国古代哲学的精、精气、气范畴有着密切的关系:但哲学上的精、精气、气范畴是标示世界本原的物质存在,是抽象的概念:而精、气、血、津液学说中的精、精气、气则是医学科学中的具体物质概念。但中医学属于自然哲学,是中国传统的自然科学,限于当时的科学水平和认识能力,在阐述生命、健康和疾病时,也必然会发生哲学与医学、抽象与具体的物质概念混称。

在精、气、血、津液学说中,精、气、血、津液等虽然是生命的基本物质,属于生命科学的具体物质概念:但是.我们理解其内涵时.必须按中国传统的有体有用,体用如——的思维模式来认识,把精、气、血、津液理解为实体及其作用、功能、属性的辩证统一精、气、血、津液是构成人体和维持人体生命活动的:基本物贡:精,泛指人体内一切有用的精微物贡;气,是人体内活力很强,运行不息.无形可见的极细微物质。既是人体的重要组成部分,又是机体生命活动的动力;血,是红色的液态物质;津液.是人体内的正常水液的总称::精、气、血、津液,既是脏腑经络及组织器官生理活动的产物,又是脏腑经络及组织器官生理活动的物质基础。

精:气.血、津液是人体生命活动的物质基础,其运动变化规律也是人体生命活动的规律:精:血、津液的生戎和代谢,有赖于脏腑经络受组织器官的生理活动,而脏腑经络及组织器官的生理活动,又必须依靠气的推动、温煦等作用.精、血、津液的滋养和濡润,因此,精、气、血、津液与脏腑经络及组织器官的生理和病理有着密切关系。

气与精、血、津液分阴阳。则气为阳。阳气动,具有推动、温煦等作用,宜运行不息而;宜瘀滞;精、血、津液为阴,阴主静,具有滋养、濡润作用,宜宁谧、秘藏而不宜妄泄。

生命物质虽有精、气、血、津液之分,但皆本源于气:故曰:"人有精、气、津、液,立、脉.余意以为一气耳",《灵枢·决气》:气聚而成形,散而无形—气与精,血液.津液相对而言.则气无形。而精、血、津液有贡:气与精、血、津液的相互化生与转化,体现了在生命活动中,形化为气。气化为形,形气相互转化的气化过程:精血同源、津血同源,精、津液化而为血,血涵蕴精与津液:故中医学对人体生命活动的基本物质,又常以气血既称,强调"人之生。以气血为本;人之病,未有不先伤其气血者"《妇人良方·调经门》"气血者.人之所赖以生者也"(《医宗必读·古今元气不同论》)。

气和血是构成人体和维持人体生命活动的两大基本物贡,气之与血,异名同类.两相维附,气非血不和,血非气不运:但"气为主,血为辅气为重,血为轻"(《医学真传·气血》):"气血俱要,而补气在补血之先,阴阳并需,而养阳庄滋阴之上"(《医宗必读·水火阴阳论》):人之生死由乎气.气之为用,无所不生,一有不凋,则无所不病、气有不调之处即病本所在之地,故治病以气为首务:所谓"行医不识气,治病何从据,堪笑道中人,未到知音处"(《景岳全书·诸气》引王应震语)。

精,气、血、津液学说,以气血为要。而气血之中,尤以气为最。

六、经络

经络学说是研究人体经络系统的组成、循行分布、生理功能、病理变化,以及与脏腑、气血等相互关系的中医学理论,是中医学理论体系的重要组成部分,也是针灸及推拿学的理论核心。

经络学说是在阴阳五行学说指导下形成的,与脏象、气血津液等学说互为补充,独到而深刻地阐明了人体生理活动和病理变化规律,对临床诊断疾病、拟定治则、处方遣药,特别是针灸、推拿以及气功等,具有重要的指导作用。故有"学医不知经络,开口动手便错"之说。

经络,是经和络的总称。经,又称经脉,有路径之意。经脉贯通上下,沟通内外,是经络系统中纵行的主干。故曰:"经者,径也。"经脉大多循行于人体的深部,且有一定的循行部位。络,又称络脉,有网络之意。络脉是经脉别出的分支,较经脉细小。故曰:"支而横出者为络。"络脉纵横交错,网络全身,无处不至。

经络相贯,遍布全身,形成一个纵横交错的联络网,通过有规律的循行和复杂的联络交会,组成了经络系统,把人体五脏六腑、肢体官窍及皮肉筋骨等组织紧密地联结成统一的有机整体,从而保证了人体生命活动的正常进行。所以说,经络是运行气血,联络脏腑肢节,沟通内外上下,调节人体功能的一种特殊的通路系统。

经络系统是由经脉、络脉及其连属部分构成的。经脉和络脉是它的主体。

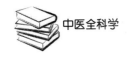

（一）经脉系统

1.十二经脉

正经：正经有十二，即手三阴经、足三阴经、手三阳经、足三阳经，共四组，每组三条经脉，合称十二经脉。

十二经别：十二经别是十二经脉别出的正经，它们分别起于四肢，循行于体内，联系脏腑，上出颈项浅部。阳经的经别从本经别出而循行体内，上达头面后，仍回到本经；阴经的经别从本经别出而循行体内，上达头面后，与相为表里的阳经相合。为此，十二经别不仅可以加强十二经脉中相为表里的两经之间的联系，而且因其联系了某些正经未循行到的器官与形体部位，从而补充了正经之不足。

十二经筋：十二经筋是十二经脉之气"结、聚、散、络"于筋肉、关节的体系，是十二经脉的附属部分，是十二经脉循行部位上分布于筋肉系统的总称，它有连缀百骸，维络周身，主司关节运动的作用。

十二皮部：十二皮部是十二经脉在体表一定部位上的反应区。全身的皮肤是十二经脉的功能活动反映于体表的部位，所以把全身皮肤分为十二个部分，分属于十二经，称为"十二皮部"。

2.奇经

奇经有八，即督脉、任脉、带脉、阴跷脉、阳跷脉、阴维脉、阳维脉，合称奇经八脉。奇经八脉有统率、联络和调节全身气血盛衰的作用。

（二）络脉系统

络脉有别络、孙络、浮络之分。

十五别络：别络有本经别走邻经之意，共有十五支，包括十二经脉在四肢各分出的络，躯干部的任脉络、督脉络及脾之大络。十五别络的功能是加强表里阴阳两经的联系与调节作用。

孙络：孙络是络脉中最细小的分支。

浮络：浮络是浮行于浅表部位而常浮现的络脉。

七、病因

病因的概念和分类：导致人体发生疾病的原因，称之为病因，又称作"致病因素""病原"（古作"病源"）、"病邪"。疾病是人体在一定条件下，由致病因素所引起的有一定表现形式的病理，包括发病形式、病机、发展规律和转归的一种完整的过程。疾病病因作用于人体之后，导致机体的生理状态被破坏，产生了形态、功能、代谢的某些失调、障碍或损害。换言之,病因是指能破坏人体生理动态平衡而引起疾病的特定因素。病因包括六淫、疫疠、七情、饮食、劳倦、外伤,以及痰饮、瘀血、结石等。

病因包括致病原因和条件两方面的因素,两者在疾病发生中所起的作用不尽相同。致病原因是指那些能引起疾病,并且赋予该疾病特征性的各种因素。条件是除原因以外,与病因同时存在的促进疾病发生发展的有关因素。病因学说,就是研究致病因素及其性质、致病特点和临床表现的学说。

根据邪正交争的理论,中医学认为,无论外感六淫,还是内伤七情、饮食劳逸,在正气旺盛,生理功能正常的情况下,不会导致人体发病。只有在正气虚弱,人体功能活动不能适应诸因素的变化时,才会成为致病因素,使人发病。

在疾病的发生发展过程中,原因和结果是相互制约、相互作用的。在一定的条件下,因果之间可以互相转化。在某一病理阶段中是病理的结果,而在另一阶段中则可能成为致病的原因。例如,痰饮和瘀血,是脏腑气血功能失调所形成的病理产物,但这种病理产物一旦形成,又可作为新的病因,导致其他病理变化,出现各种症状和体征。这种病因和病变的因果关系,是通过人体脏腑功能失调而发生的。

对于病因的分类,在中医学术发展过程中,历代医家提出不同的分类方法。如《黄帝内经》的阴阳分类法,汉·张仲景、宋·陈无择的三因分类法。阴阳病因说,把风雨寒暑等外来病因归属于阳,把饮食喜怒等内生病因归属于阴。张仲景按传变把病因概括为三个途径,把经络受邪入脏腑归为内所因,病变局限于浅表的归为外所因,房室金刃虫兽伤归为其他病因。陈无择把病因与发病途径结合起来,明确提出了三因学说,把六淫外感归为外所因,七情内伤归为内所因,饮食劳倦虫兽金刃归为不内外因。陈无择在《三因极一病证方论》中提出的。三因学说,对病因的分类比较系统、明确,对后世医家影响较大。古人这种把致病因素和发病途径结合起来的分类方法,对临床辨证确有一定的指导意义。

本章根据疾病的发病途径及形成过程,将病因分为外感病因、内伤病因、病理产物形成的病因,以及其他病因四类。

中医病因学的特点:

整体观念:中医学认为,人体内部各脏腑组织之间,以及人体与外界环境之间是一个统一的整体。因此,中医学将人体与自然环境,人体内部各脏腑组织的功能联系起来,用整体的、联系的、发展的观点,来探讨致病因素在疾病发生、发展、变化中的作用。中医学,在天人相应统一整体观的指导下,用普遍联系和发展变化的观点,辩证地探讨了气候变化、饮食劳倦和精神活动等在发病过程中的作用,奠定了中医病因学的理

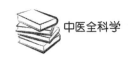

论基础。如肝属木,在四时应春,在六气为风,在五味为酸,在志为怒,在体合筋,开窍于目,与胆相表里。故气候异常变化的"风",情志过激的"怒",饮食失调的"酸"等均可成为引起肝脏发病的原因。肝一旦发病,就会导致肝脏功能系统之胆、筋、目等产生病理改变。

辨证求因:一切疾病的发生,都是某种致病因素影响和作用于机体的结果,由于病因的性质和致病特点不同,以及机体对致病因素的反应各异,所以表现出来的症状和体征也不尽相同。因此,根据疾病反映出来的临床表现,通过分析疾病的症状来推求病因,就可以为临床治疗提供理论依据。从人体的反应状态和生活条件变化及治疗手段等因果关系,总结出规律性的认识,从症状和体征来推求病因。以病症的临床表现为依据,通过综合分析疾病的症状、体征来推求病因,为治疗用药提供依据。这种方法称之为:辨证求因、审症求因,这是中医特有的认识病因的方法。就症状而言,如周身游走性疼痛或瘙痒,因风性善行,风胜则动,故确认其病因为"风"邪。把这一临床表现和产生这一表现的一切因素,都概括为"风"邪,这就是辨证求因。临床上,不管实际致病因素多么复杂,只要人体出现了"风"这种反应状态,就可以用"风邪"来概括之。治疗时只要用相应的。祛风药物,就可使临床症状消失,当然也同时消除了病因及其病理反应。只有采用辨证求因的方法认识病因,把对病因的研究与对症状、体征的辨析联系起来,才能对临床治疗起指导作用。

八、病机

病机的概念:病机,指疾病发生、发展及其变化的机理,又称病理,包括病因、病性、证候、脏腑气血虚实的变化及其机理,它揭示了疾病发生、发展与变化、转归的本质特点及其基本规律。

中医学认为,疾病的发生、发展和变化,与患病机体的体质强弱和致病邪气的性质密切相关。病邪作用于人体,人体正气奋起而抗邪,引起了正邪相争。斗争的结果,邪气对人体的损害居于主导地位,破坏了人体阴阳的相对平衡,或使脏腑气机升降失常,或使气血功能紊乱,并进而影响全身脏腑组织器官的生理活动,从而产生了一系列的病理变化。

"病机"二字,首见于《素问·至真要大论》,该篇数次提到病机,并强调其重要性,如"谨候气宜,无失病机""审察病机,无失气宜""谨守病机,各司其属";又从临床常见的病证中,总结归纳为十九条,即后世所称的"病机十九条"。对于"病机"二字的原意,前人释为"病之机要""病之机括",含有疾病之关键的意思。

病机学说的内容:病机学说是阐明疾病发生、发展和变化规律的学说,其任务旨在揭示疾病的本质,是对疾病进行正确诊断和有效防治的理论基础。病机学说的内容,包括疾病发生的机理、病变的机理、病程演变的机理三个部分。

中医病机学是根据以五脏为中心的脏象学说,把局部病变同机体全身状况联系起来,从机体内部脏腑经络之间的相互联系和制约关系来探讨疾病的发展和转变,从而形成了注重整体联系的病理观。中医病机学认为,人体脏腑之间,不仅在生理上而且在病理上,存在着相互联系和相互制约的关系。五脏相通,移皆有次。疾病发生时,各脏腑病变按一定规律互相影响。中医学用五行生克乘侮理论来解释脏腑之间病理上的相互影响以及疾病的传变规律。

当然,疾病的发展传变也有不以次相传的特殊情况,如溺水猝死是不可预测的意外情况,不能机械地按照以次相传的模式制定诊疗计划。中医学在疾病发展和转变上,既看到了五脏相通,移皆有次的一般规律,又指出了疾病或其传化有不以次的特殊情况,把矛盾的普遍性和特殊性统一起来,体现了丰富的辩证法思想。

总之,中医的病机学说,不仅坚持了唯物主义的病因观,而且还通过阴阳五行学说和脏象学说等把人体同外界环境及人体内部各脏腑经络之间的相互联系、相互制约的关系结合起来,既强调了正气在发病过程中的决定作用,又重视邪气的重要作用,把疾病看成是人体内外环境邪正斗争的表现,是人体阴阳相对平衡状态受到破坏的结果。既注意到病变局部与整体的联系,又注意疾病的发展和传变;既看到疾病传变的一般规律,又注意疾病传变的特殊情况,从整体联系和运动变化的观点来认识疾病的发生、发展和变化过程,坚持了唯物辩证的病理学观点。

九、养生与防治

生、老、病、死是生命发展的必然规律。医学的任务就是认识疾病的发展规律,据此确立正确的养生与防治原则,消灭疾病,保障人们身体健康和长寿。中医学在长期的发展过程中,形成了一整套比较完整的养生及防治理论,至今仍有重要的指导意义。

中医养生学是在中医理论指导下,研究中国传统的颐养心身、增强体质、预防疾病、延年益寿的理论和方法的学问,它历史悠久,源远流长,为中华民族的繁衍昌盛作出了杰出的贡献。

中医学认为,预防和治疗疾病是人们同疾病作斗争的两种不同手段和方法,两者是辩证统一的关系。在未发病之前,防是矛盾的主要方面。故提出"不治已病治未病"(《素问·四气调神大论》)的光辉思想。但既病之后,倡导及早治疗,防止疾病的

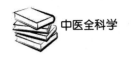

发展与传变,在具体方法上又要分清疾病的主要矛盾和次要矛盾,注意先后缓急,做到防治结合。

(一)养生的基本原则

1.顺应自然

人以天地之气生,四时之法成。人生于天地之间,依赖于自然而生存,也就必须受自然规律的支配和制约,即人与天地相参,与日月相应。这种天人相应或称天人合一学说,是中医效法自然,顺时养生的理论依据。顺应自然养生包括顺应四时调摄和昼夜晨昏调养。昼夜变化,比之于四时,所谓朝则为春,日中为夏,日入为秋,夜半为冬。白昼阳气主事,入夜阴气主事。四时与昼夜的阴阳变化,人亦应之。所以,生活起居,要顺应四时昼夜的变化,动静和宜,衣着适当,饮食调配合理,体现春夏养阳、秋冬养阴的原则。

人不仅有自然属性,更重要的还有社会属性。人不能脱离社会而生存。人与外界环境是一个统一整体。外界环境包括自然环境和社会环境,因此,中医学认为"上知天文,下知地理,中知人事,可以长久。"社会环境一方面供给人类所需要的物质生活资料,满足人们的生理需要,另一方面又形成和制约着人的心理活动。随着医学模式的变化,社会医学、心身医学均取得了长足的进步,日益显示出重视社会因素与心理保健对人类健康长寿的重要性:社会因素可以通过对人的精神状态和身体素质的影响而影响人的健康。所以人必须适应四时昼夜和社会因素的变化而采取相应的摄生措施,才能健康长寿。故曰:"智者之养生也,必顺四时而适寒暑,和喜怒而安居处,节阴阳而调刚柔,如是则僻邪不至,长生久视"(《灵枢·本神》)。

2.形神共养

形神合一,又称形与神俱,形神相因,是中医学的生命观。形者神之质,神者形之用;形为神之基,神为形之主;无形则神无以生,无神则形不可活:形与神俱,方能尽终天年;因此,养生只有做到形神共养,才能保持生命的健康长寿:所谓形神共养,是指不仅要注意形体的保养,而且还要注意精神的摄生,使形体强健,精力充沛,身体和精神得到协调发展,才能保持生命的健康长寿。中医养生学的养生方法很多,但从本质上看,统而言之,不外"养神"与"养形"两端,即所谓"守神全形"和"保形全神"。形神共养,神为首务,神明则形安。神为生命的主宰,宜于清静内守,而不宜躁动安耗。故中医养生观以调神为第一要义,守神以全形。通过清静养神、四气调神、积精养神、修性怡神、气功练神等,以保持神气的清静,增强心身健康,达到调神和强身的统一。

形体是人体生命的基础,神依附于形而存在,有了形体,才有生命,有了生命方能产生精神活动和具有生理功能。形盛则神旺,形衰则神衰,形谢则神灭。形体的动静盛衰,关系着精、气、神的衰旺存亡。中医养生学主张动以养形,以形劳而不倦为度,用劳动、舞蹈、散步、导引、按摩等,以运动形体,调和气血,疏通经络,通利九窍,防病健身。

静以养神,动以养形,动静结合,刚柔相济,以动静适宜为度。形神共养,动静互涵,才符合生命运动的客观规律,有益于强身防病。

3. 保精护肾

保精护肾是指利用各种手段和方法来调养肾精,使精气充足,体健神旺,从而达到延年益寿的目的。精是构成人体和促进人体生长发育的基本物质,精气神是人身"三宝",精化气,气生神,神御形,精是气形神的基础,为健康长寿的根本。精禀于先天,养于水谷而藏于五脏。五脏安和,精自得养。五脏之中,肾为先天,主藏精,故保精重在保养肾精。中医养生学强调节欲以保精,使精盈充盛,有利于心身健康。若纵情泄欲,则精液枯竭,真气耗散而未老先衰。节欲并非绝欲,乃房事有节之谓。保养肾精之法甚多,除节欲保精外,尚有运动保健、导引补肾、按摩益肾、食疗补肾和药物调养等。

4. 调养脾胃

脾胃为后天之本,气血生化之源,故脾胃强弱是决定人之寿夭的重要因素,"土气为万物之源,胃气为养生之主。胃强则强,胃弱则弱,有胃则生,无胃则死,是以养生家当以脾胃为先"(《景岳全书·脾胃》)。脾胃健旺,水谷精微化源充盛,则精气充足,脏腑功能强盛,神自健旺。脾胃为气机升降之枢纽,脾胃协调,可促进和调节机体新陈代谢,保证生命活动的正常进行。因此,中医养生学十分重视调养脾胃,通过饮食调节、药物调节、精神调节、针灸按摩、气功调节、起居劳逸等调摄,以达到健运脾胃,调养后天,延年益寿的目的。

先天之本在肾,后天之本在脾,先天生后天,后天养先天,二者相互促进,相得益彰。调补脾肾是培补正气之大旨,也是全身形而防早衰的重要途径。

(二)预防

预防,就是采取一定的措施,防止疾病的发生和发展。《内经》称之为"治未病"。指出:"圣人下治已病治未病,不治已乱治未乱"(《素问·四气调神大论》)。可见古人早已认识到预防疾病,防患于未然的重要意义。

所谓治未病包括未病先防和既病防变两个方面的内容,

1. 未病先防

(1)未病先防的概念:未病先防是指在人体未发生疾病之前,采取各种措施,做好

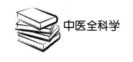

预防工作,以防止疾病的发生。这是中医学预防疾病思想最突出的体现。"是故已病而后治,所以为医家之法;未病而充治,所以明摄生之理"(《丹溪心法》)。未病先防旨在提高抗病能力,防止病邪侵袭。

(2)未病先防的方法:

①调养身体,提高人体抗病能力。

调摄精神:精神情志活动是脏腑功能活动的体现。突然强烈的精神刺激,或反复的、持续的刺激,可以使人体气机紊乱,气血阴阳失调而发病,而在疾病的过程中,情志变动又能使疾病恶化。因此,调养精神就成为养生的第一要务了。

中医摄生十分重视精神调养,要求人们做到"恬淡虚无"。"恬"是安静;"淡"是愉快;"虚"是虚怀若谷,虚己以待物;"无"足没有妄想和贪求,即具有较为高尚的情操,无私寡欲,情舒畅,精神愉快,则人体的气机调畅,气血和平,正气旺盛,就可以减少疾病的发生。

锻炼身体:"生命在于运动".人体通过运动,可使气机调畅,气血流通,关节疏利,增强体质,提高抗病力.不仅可以减少疾病的发生,促进健康长寿,而且对某些慢性病也有一定的治疗作用。

生活起居应有规律,要作到:

饮食有节:中医摄生学要求人们饮食要有节制,不可过饱或过饥,否则"饮食自倍,肠胃乃伤"(《素问·痹论》)。此外,饮食五味不可偏嗜,并应控制肥甘厚味的摄入,以免伤人。

起居有常:起居有常是指起居要有一定的规律。中医非常重视起居作息的规律性,并要求人们要适应四时时令的变化,安排适宜的作息时间,以达到预防疾病,增进健康和长寿的目的。此外,养生还要注意劳逸结合,适当的体力劳动,可以使气血流通,促进身体健康。否则,过劳以耗伤气血,过逸又可使气血阻滞,而发生各种疾病。

适应自然规律:自然界的四时气候变化,必然影响人体,使之发生相应的生理和病理反应。只有掌握其规律,适应其变化,才能避免邪气的侵害,减少疾病的发生,中医学提出了"法于阴阳""和于术数"等摄生原则,以适应自然规律,保障人的健康。"法于阴阳"的"法",即效法之意。"阴阳",指自然界变化的规律。"和于术数"的"和",为调和、协调之意。"术数,修身养性之法"(《类经,摄生类》)。即遵循自然界阴阳消长规律而采取适宜的摄生方法:如果不能适应自然界的变化,就会引起疾病的发生,甚至危及生命。

药物预防及人工免疫:《素问·刺法论》中有:"小金丹……服十粒,无疫干也"的记载,可见我国很早就已开始用药物预防疾病了。我国在 16 世纪就发明了人痘接种法预防天花,是人工免疫的先驱,为后世预防接种免疫学的发展开辟了道路。近年来随着中医药的发展,试用中药预防多种疾病收到了很好的效果。如板蓝根、大青叶预防流感、腮腺炎,马齿苋预防菌痢等,都是简便易行,用之有效的方法。

②防止病邪的侵袭:病邪是导致疾病发生的重要条件,故未病先防除了增强体质,提高正气的抗邪能力外,还要注意防止病邪的侵害。应讲究卫生,防止环境、水源和食物污染,对六淫、疫疬等应避其毒气。至于外伤和虫、兽伤,则要在日常生活和劳动中,留心防范。

2. 既病防变

(1)既病防变的概念:所谓既病防变是指在疾病发生以后,应早期诊断、早期治疗,以防止疾病的发展与传变。

(2)既病防变的方法:

①早期诊断:"病之始生浅,则易治;久而深入,则难治"(《医学源流论·防微论》)。疾病初期,病情轻浅,正气未衰,所以比较易治。倘若不及时治疗,病邪就会由表入里,病情加重,正气受到严重耗损,以至病情危重。因此既病之后,就要争取时间及早诊治,防止疾病由小到大,由轻到重,由局部到整体,防微杜渐,这是防治疾病的重要原则。所谓"见微知著,弥患于未萌,是为上工"(《医学心悟》)。如头目眩晕,拇指和次指麻木,口眼和肌肉不自主地跳动为中风预兆,必须重视防治,以免酿成大患。

②防止传变:传变,亦称传化,是指脏腑组织病变的转移变化。"善医者,知病势之盛而必传也,预为之防,无使结聚,无使泛滥,无使并合,此上工治未病之说也"(《医学源流论·表里上下论》)。

中医学关于疾病传变的理论是研究疾病发展的机转、趋向和转归的一种理论,不仅关系到临床治疗,而且对于早期治疗、控制疾病的进展、推测疾病的预后,均有着重要的指导意义。

在疾病防治工作中,只有掌握疾病发生发展规律及其传变途径,做到早期诊断,有效地治疗,才能防止疾病的传变。具体的传变规律,如外感热病的六经传变、卫气营血传变、三焦传变、内伤杂病的五行生克制化规律传变,以及经络传变、表里传变等。我们能够认识和掌握疾病的传变途径及其规律,就及时而适当地作出防治措施,从而制止疾病的发展或恶化。

如伤寒,是一类以感受风寒之邪为主的外感热病。其邪始自皮毛肌腠而入,其"循经传"的一般规律是由太阳而阳明,而少阳,而太阴,而少阴,而厥阴。此外尚有

"越经传""表里传""随经入腑"等传变形式。虽形式不一,但多始于太阳,因误治而造成传变者亦以太阳病阶段为最多。因而,伤寒的早治必须把握住太阳病这一关键。"脉浮,头项强痛而恶寒"是太阳病的临床基本特征,太阳表证每以发散外邪为主要治法。太阳病阶段的正确而有效的治疗,是截断伤寒病势发展的最好措施:

③先安未受邪之地:既病防变,不仅要截断病邪的传变途径,而且又"务必先安未受邪之地"。

由于人体"五脏相通,移皆有次,五脏有病,则各传其所胜"(《素问·玉机真脏论》)。因而,主张根据其传变规律,实施预见性治疗,以控制其病理传变。如《金匮要略》中所说"见肝之病,知肝传脾,当先实脾。"因此,临床上治疗肝病时常配合健脾和胃之法,就是要先补脾胃,使脾气旺盛而不受邪,以防止肝病传脾。五脏之伤,穷必及肾。如,在温热病发展过程中,由于热邪伤阴,胃阴受损的病人,病情进一步发展,则易耗伤肾阴。据此清代医家叶天士提出了"务在先安未受邪之地"的防治原则。在甘寒以养胃阴的方药中,加入"咸寒"以养肾阴的药物,从而防止肾阴耗伤。

(三)基本治则

1. 扶正祛邪

(1)扶正祛邪的概念:

①扶正:扶正培补正气以愈病的治疗原则,就是使用扶助正气的药物,或其他疗法,并配合适当的营养和功能锻炼等辅助方法,以增强体质,提高机体的抗病力,从而驱逐邪气,以达到战胜疾病,恢复健康的目的。

②祛邪:祛邪是消除病邪以愈病的治疗原则,就是利用驱除邪气的药物,或其他疗法,以祛除病邪,达到邪去正复,恢复健康的目的。所谓"实者泻之"就是这一原则的具体应用。

(2)扶正祛邪的应用:扶正和祛邪是相互联系的两个方面,扶正是为了祛邪,通过增强正气的方法,驱邪外出,从而恢复健康,即所谓"正盛邪自祛"。祛邪是为了扶正,消除致病因素的损害而达到保护正气,恢复健康的目的,即所谓:"邪去正自安"。扶正与祛邪是相辅相成的两个方面。因此运用扶正祛邪的治则时,要认真仔细分析正邪力量的对比情况,分清主次,决定扶正或祛邪,或决定扶正祛邪的先后。一般情况下,扶正用于虚证;祛邪用于实证;若属虚实错杂证,则应扶正祛邪并用,但这种兼顾并不是扶正与祛邪各半,乃是要分清虚实的主次缓急,以决定扶正祛邪的主次、先后。总之,应以"扶正不致留邪,祛邪不致伤正"为度。具体情况如下:

①扶正:扶正适用于以正虚为主,而邪不盛实的虚证。如气虚、阳虚证,宜采取补

气、壮阳法治疗;阴虚、血虚证,宜采取滋阴、养血法治疗。

②祛邪:适用于以邪实为主,而正未虚衰的实证。临床上常用的汗法、吐法、下法、清热、利湿、消导、行气、活血等法,都是在这一原则指导下,根据邪气的不同情况制定的。

③先攻后补:即先祛邪后扶正。适用于虽然邪盛、正虚,但正气尚可耐攻,以邪气盛为主要矛盾,若兼顾扶正反会助邪的病证。如瘀血所致的崩漏证,因瘀血不去,出血不止,故应先活血化瘀,然后再进行补血。

④先补后攻:即先扶正后祛邪。适用于正虚邪实的虚实错杂证而正气虚衰不耐攻的情况。此时先祛邪更伤正气,必须先用补法扶正,使正气渐渐恢复到能承受攻伐时再攻其邪。如臌胀病,当正气虚衰为主要矛盾,正气又不耐攻伐时,必须先扶正,待正气适当恢复,能耐受攻伐时再泻其邪,才不致发生意外事故。

⑤攻补兼施:即扶正与祛邪并用。适用于正虚邪实,但二者均不甚重的病证。具体运用时必须区别正虚邪实的主次关系,灵活运用。如以正虚为主要矛盾,单纯用补法又恋邪,单纯攻邪又易伤正,此时则应以扶正为主兼祛邪。如气虚感冒,则应以补气为主兼解表。若以邪实为主要矛盾,单攻邪又易伤正,单补正又易恋邪,此时治当以祛邪为主兼扶正。

2. 标本先后

(1)标本先后的概念:标即枝末、树梢,非根本之谓;本即草木之根本,根基。一般而言,从医患关系来说,病人为本,医生为标,即病为本,人为标;从邪正关系来说,人体的正气为本,致病的邪气为标;从病因与症状的关系来说,病因为本,症状为标;从疾病先后来说,旧病为本,新病为标,先病为本,后病为标;从疾病的部位来说,病在内在下为本,病在外在上为标;从现象和本质来说,本质为本,现象为标。可见,标本不是绝对的,而是相对的,有条件的。针对临床病症中标本主次的不同,而采取"急则治标,缓则治本"的法则,以达到治病求本的目的,此即所谓标本先后的基本治则。标本理论对于正确分析病情,辨别病症的主次、本末、轻重、缓急,予以正确的治疗,具有重要的指导意义。

(2)标本理论在治疗上的应用:

①缓则治本:缓则治本的原则,一般适用于慢性疾病,或当病势向愈,正气已虚,邪尚未尽之际。如内伤病其来也渐,且脏腑之气血已衰,必待脏腑精气充足,人体正气才能逐渐恢复。因此,治宜缓图,不可速胜。故"治主以缓,治客以急"(《素问·标本病传论》)。

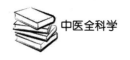

②急则治标:急则治标的原则,一般适用于卒病且病情非常严重,或疾病在发展过程中,出现危及生命的某些症候时。如治暴病不宜缓,初病邪未深入,当急治以去其邪,邪去则正气不伤,病人易于恢复。故曰:"夫病痼疾,加以卒病,首当治其痼疾也"(《金匮要略》)。又如大失血病变,出血为标,出血之因为本,但其势危急,故常以止血治标为首务,待血止后再治出血之因以图本。此外,"先病而后生中满者治其标","小大不利,治其标"(《素问·标本病传论》)。先病为本,后病为标,诸病皆先治本,唯独中满和小大不利两证先治其标。因中满之病,其邪在胃。胃为五脏六腑之大源,胃病中满,则药物和水谷之气,俱不能运行,而脏腑皆失其养,其病情更急,故当先治其标。名曰治标实则是治疗脏腑的大本,亦为治本。而大小不利者,因二便不通,病情危急,虽为标病,必先治之。但须注意,小大不利当是急证的大小便不通,如"关格"之类。若为一般病情,可酌情处理,不一定先治。

必须指出,所谓"急则治其标,缓则治其本",不能绝对化。急的时候也未尝不须治本,如亡阳虚脱时,急用回阳救逆的方法,就是治本;大出血之后,气随血脱时,急用独参汤益气固脱也是治本。不论标本,急者先治是一条根本原则。

同时,缓的时候也不是不可治标,脾虚气滞病人,用理气药兼治其标更有别于单纯补脾。

③标本同治:也就是标本兼顾。标本同治适用于标病和本病俱急之时。如痢疾患者,饮食不进是正气虚(本),下痢不只是邪气盛(标)。此时标本俱急,须以扶正药与清化湿热药同时并用,这就是标本同治。又如脾虚气滞病人,脾虚为本,气滞为标,既用人参、白术、茯苓、甘草等健脾益气以治本,又配伍木香、砂仁、陈皮等理气行滞以治标。标本兼治的原则,运用非常广泛,诸如补散并用之参苏饮,消补兼行之枳术丸,攻补兼施之增液承气汤等等。根据病情的需要,标本同治,不但并行不悖,更可相得益彰。

综上所述,一般来说,凡病势发展缓慢的,当从本治;发病急剧的,首先治标;标本俱急的,又当标本同治。总之,临床上必须以"动"的观点来处理疾病,善于抓住主要矛盾,借以确定治疗的先后缓急。故曰:"谨察间甚,以意调之。间者并行,甚则独行"(《素问·标本病传论》)。

3. 正治与反治

(1)正治:

①概念:所谓正治,就是逆其证候性质而治的一种治疗法则,故又称"逆治"。正治是临床最常用的一种治疗法则。

②应用:适用于疾病的本质和现象相一致的病证。由于疾病的性质有寒热虚实之别,所以正治法就有寒者热之,热者寒之,虚者补之,实者泻之之分。

寒者热之:是指寒性病变出现寒象,用温热药治疗,即以热治寒。如表寒证用辛温解表法,里寒证用辛热温里法等。热者寒之:是指热证现热象,要用寒凉的药物治疗?如表热证用辛凉解表法,里热证用苦寒清热法。虚者补之:是指虚证见虚象,用补益的药物补其虚。如阳虚证用壮阳法,阴虚证用滋阴法。实者泻之:是指实证见实象,则用泻法,泻其邪。如食积之证用消导法,水饮停聚证用逐水法,血瘀证用活血化瘀法,虫积证用驱虫法等。

(2)反治:

①概念:所谓反治,是顺从疾病假象而治的一种治疗法则。即采用方药或措施的性质顺从疾病的假象,与疾病的假象相一致,故又称"从治"。究其实质,是在治病求本法则指导下,针对疾病的本质而进行治疗的方法,故仍然是"治病求本"。

②应用:适用于疾病的征象与本质不完全一致的病证。用于临床,一般具有以下几种:

热因热用:指用热性药物治疗具有假热症状的病证之法。适用于真寒假热证,即阴寒内盛,格阳于外,形成里真寒外假热的症候。治疗时针对疾病的本质,用热性药物治其真寒,真寒一去,假热也就随之消失了。这种方法对其假象来说就是以热治热的"热因热用"。

如阴盛格阳证,由于阴寒内盛,阳气被格拒于外,临床既有下利清谷、四肢厥逆、脉微欲绝等真寒之征,又反见身热、面赤等假热之象。因其本质是寒,热象是假,所以就不能用"热者寒之"的方法,而应用温热药治其真寒,里寒一散,阳气得复,而表现于外的假热,亦随之消失,这就是"以热治热"的具体运用。

寒因寒用:是指用寒性药物治疗具有假寒症状的病证之法。适用于里热炽盛,阳盛格阴的真热假寒证。如热厥证,因阳盛于内,格阴于外,只现四肢厥冷的外假寒症状,但壮热、口渴、便燥、尿赤等热证是疾病的本质,故用寒凉药治其真热,假寒自然就消失了。这种治法,对其假寒的症状来说,就是"以寒治寒"的反治法。

塞因塞用:是用补益的药物治疗具有闭塞不通症状的病证之法。适用于因虚而致闭塞不通的真虚假实证。如脾胃虚弱,气机升降失司所致的脘腹胀满等症,治疗时应采取补脾益胃的方法,恢复脾升胃降之职,气机升降正常,脘腹胀满自除。这种以补开塞之法,就是塞因塞用。

通因通用:是用通利的药物治疗具有实性通泄症状的病证之法。适用于真实假虚

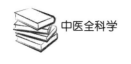

之候,如食积腹泻,治以消导泻下;瘀血所致的崩漏,治以活血化瘀等,这种以通治通的方法,就是通因通用。

正治与反治,都是针对疾病的本质而治的,同属于治病求本的范畴。但是,正治与反治的概念有别,并且,就各自采用的方药的性质、效用与疾病的本质、现象间的关系而言,方法上有逆从之分。此外,它们的适用病证有别:病变本质与临床表现相符者,采用正治;病变本质与临床表现的属性不完全一致者,则适于用反治。由于在临床上,大多数疾病的本质与其征象的属性是相一致的,因而,正治是最常用的一种治疗法则。

4. 调整阴阳

(1)概念:所谓调整阴阳,是针对机体阴阳偏盛偏衰的变化,采取损其有余,补其不足的原则,使阴阳恢复于相对的平衡状态。从根本上讲,人体患病是阴阳间协调平衡遭到破坏,出现了偏盛偏衰的结果:故调整阴阳,"以平为期"是中医治疗疾病的根本法则。

(2)应用:

①损其有余:损其有余,又称损其偏盛,是指阴或阳的一方偏盛有余的病证,应当用"实则泻之"的方法来治疗。

抑其阳盛:"阳盛则热"所致的实热证,应用清泻阳热,"治热以寒"的法则治疗。

损其阴盛:对"阴盛则寒"所致的实寒证,应当温散阴寒,"治寒以热",用"寒者热之"的法则治疗。

由于阴阳是互根的,"阴盛则阳病","阳盛则阴病"。在阴阳偏盛的病变中,如其相对一方有偏衰时,则当兼顾其不足,配以扶阳或滋阴之法。

②补其不足:补其不足,是指对于阴阳偏衰的病证,采用"虚则补之"的方法予以治疗的原则。病有阴虚、阳虚、阴阳两虚之分,其治则有滋阴、补阳、阴阳双补之别。

阳病治阴,阴病治阳:阳病治阴适于阴虚之证,阴病治阳适用于阳虚之候。"阴虚则热"所出现的虚热证,采用"阳病治阴"的原则,滋阴以制阳亢。"阳虚则寒"所出现的虚寒证,采用"阴病治阳"的原则,阴虚者补阴,阳虚者补阳,以平为期。

阳中求阴,阴中求阳:根据阴阳互根的理论,临床上治疗阴虚证时,在滋阴剂中适当佐以补阳药,即所谓"阳中求阴"。治疗阳虚证时,在助阳剂中,适当佐以滋阴药,即谓"阴中求阳"。因阳得阴助而生化无穷,阴得阳升而泉源不竭。故临床上治疗血虚证时,在补血剂中常佐以补气药;治疗气虚证时,在补气剂中也常佐以补血药。

阴阳双补:由于阴阳是互根的,所以阴虚可累及阳,阳虚可累及阴,从而出现阴阳两虚的病证,治疗时当阴阳双补。由于阴阳是辨证的总纲,疾病的各种病理变化都可用阴阳失调加以概括。因此从广义来讲,解表攻里、升清降浊、补虚泻实、调理气血等治疗方法,都属于调整阴阳的范围。

5. 调和气血

(1)概念:人之生以气血为本,人之病无不伤及气血。所以,"治病之要诀,在明气血"(《医林改错》)。所谓调和气血,是根据气和血的不足及其各自功能的异常,以及气血互用的功能失常等病理变化,采取"有余泻之,不足补之"的原则,使气顺血和,气血协调。它是中医治疗疾病的重要原则,适于气血失调之候。

(2)应用:气属阳,血属阴。气血的生成与运行,又依赖于脏腑经络的正常生理活动,所以调和气血又须与燮理阴阳、调整脏腑密切结合起来。

①气病治则:祖国医学认为,气具有温煦、气化、推动、防御和固摄之功。气之为用,无所不至,一有不调,则无所不病。气有不调之处,即病本所在之处。故治疗时必以调气为要,而调气之法众多,如《读医随笔·升降出入论》所言:"气之亢于上者,抑而降之;陷于下者,升而举之;散于外者,敛而固之;结于内者,流而散之"。推而广之,则寒之、热之,乃至按摩、针灸、饮食等均属于调气之列。

气病之治则,概而言之,即:气虚则补,气滞则疏,气陷则升,气逆则降,气脱则固,气闭则开。

气虚则补:气虚系指元气匮乏,脏腑功能衰退,抗病能力低下的病理变化。肺主一身之气,脾为后天之本,气血生化之源,故补气主要是补脾肺之气,而尤以培补中气为重;先天之精气,依赖于肾藏精气的生理功能,才能充分发挥先天之精气的生理效应。故气虚之极,又要从补肾入手。

气为血之帅,血为气之母,二者互根互用,故补气又常与补血相结合;气虚为阳虚之渐,阳虚为气虚之极,故在极度气虚时又当与补阳同用。

补气药易于壅滞,一般情况下,痰湿内盛者,不宜使用,但必要时可补气与化痰、祛湿兼施。又有气虚不运而生胀满者,用塞因塞用之法,亦应稍佐理气之品。

气滞则疏:气滞即气机郁滞不畅。多因情志失调,或痰湿食积、瘀血等停聚于内,影响气的流通,导致局部或全身的气机不畅,从而引起某些脏腑,经络的功能障碍。故云:"气血冲和,百病不生,一有怫郁,诸病生焉。故人生诸病,多生于郁"(《丹溪心法》),因为人体的气机升降出入多与肝主疏泄、肺主宣降、脾主升清、胃主降浊,以及小肠大肠主泌别传导功能有关,故气滞多与肺、肝、脾、胃等脏腑功能失调有关。肝主疏泄,调畅气机,若肝失条达,气机郁结,郁则气滞。所以,气滞之病又以肝气郁滞为先。

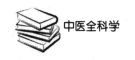

治疗气滞,定当理气行气。所谓调气、舒气、理气、利气、行气,虽名称不同,轻重不一,但总以"疏气令调"为期。

因气滞有或在形躯,或在脏腑,或因寒,或因热,或因虚,或因实之异,故不可一味破气、行气,应根据脏腑经络之寒热虚实而调之。用苦寒泄热而不损胃,用辛温理气而不破气,用滑润濡燥涩而不滋腻气机,用宣通而不揠苗助长。

疏气药大多辛香而燥,大剂或久用能耗气、散气和消耗津液,对血虚、阴虚以及火旺等,均当慎用。

气陷则升:气陷,即气虚升举无力,而反下陷,失于摄纳的一种病理变化。多因禀赋不足,或久病体虚,使脏器之维系、气液之统摄等受到损害,当升者不能升,当固者不能固,而导致各种气虚下陷之候。陷者举之,故气陷当用升气之法。升气之法主要用于中气下陷而见囟陷、胞睑下垂、脱肛、滑泄不止,以及冲任不固所至崩中漏下、带下、阴挺、胎动不安等。

气逆则降:气逆是指气机升降失常,脏腑之气逆而上冲的病理变化。气逆多见于肺、胃、肝等脏腑。肺气逆则咳嗽胸闷;胃气逆则恶心嗳气;肝气逆则头痛而晕、胸胁胀满,甚则昏厥;肾气(冲气)逆则奔豚。气逆则降气,所谓"气逆于脏……当以顺气为先"(《景岳全书·血证》)。降气又称顺气,平气。气逆于上,以实为主,亦有虚者。降气法,适于实证,且宜暂用,不可图。若因虚而逆者,补其虚而气自降,不得用降气之品。

气脱则固:气脱是气的内守固摄作用过弱,而致气的外越散脱的一种病理变化。多因气虚至极而成。由于体内气血津液遭到严重损耗,以致脏腑的功能衰竭,阴阳失其相互为根之常,因而有脱绝危亡之险。脱有缓急,故临床上有虚脱和暴脱之分。凡汗出亡阳、精滑不禁、泻痢不止、大便不固、小便自遗、久嗽亡津者,属于气脱。虚者补之,涩可固脱。故气脱者每于补气固本之中加入收涩之品,以补而涩之。若属暴脱者,固涩无效,应当补阳助阴,使阴固阳潜?固涩法常与补法同用,又据证之寒热而与温法或清法同用。因气属阳,故气脱之治,多温补与固涩同用。

气闭则开:气闭是由于浊邪外阻,或因气郁之极,甚至气的外出亦为所阻,从而出现突然闭厥的病理变化。临床上以突然昏倒,不省人事,或伴有四肢厥冷为主要特征。闭则宣开,因清窍闭塞而昏厥,故又称开窍。开窍有温开、凉开之分。气闭有虚实之分,实则邪未减而正未衰,治当开其闭;而虚则为内闭外脱之候,当予以补气养血,回阳固脱之晶。切勿但见气饥闭塞,不分虚实,一律用辛香走窜、通关开窍之药,以避免犯虚虚实实之弊。

②血病治则:血为水谷之精华,出于中焦,生于脾,宣于肺,统于心,藏于肝,化精于肾,功司濡养、滋润、调和五脏,洒陈六腑,维持着生命活动的正常进行,临床上,血之为病,证有血虚、血瘀、出血、血寒、血热之分。其治疗则有补、行、止、凉之异。

血虚则补:血虚是指血液不足或血的濡养功能减退的一种病理变化。心主血,肝藏血,脾生血统血,肾精可化而为血,所以血虚多与心肝脾肾有密切关系。气为阳,血为阴,气能生血,血能载气,根据阳生阴长的理论,血虚之重证,于补血方内常配入补气药物,可收补气生血之效。血虚与阴虚常常互为因果,故对血虚而兼有阴虚者常配伍补阴之品,以加强其作用。

补血药多滋腻,可妨碍消化,故对湿滞中焦、脘腹胀满、食少便溏者慎用。如必须应用,则应:与健脾和胃药同用,以免助湿碍脾,影响脾胃之健运。

血脱则固:下血不止,崩中漏下,诸大出血,皆属血脱,用涩以固脱。凡脱则散而不收,故用酸涩温平品,以敛其耗伤。凡治血脱者,于止涩药中加入气药。如,大失血又当用固脱益气之法。气能行血,血能载气,所以血脱必然导致气脱,即气随血脱,并非单纯的血脱,甚则阴竭阳脱,出现亡阳亡阴之危候。

血瘀则行:血瘀是指血液运行迟缓和不流畅的病理状态。"血实者宜决之"(《素问·阴阳应象大论》):瘀者行之,总以祛瘀为要。祛瘀又称消瘀:在具体运用活血化瘀法时,应注意以下原则:

辩证精确:运用活血化瘀法,除正确地掌握瘀血的诊断指征外,还必须分清其病位之表里脏腑经络、病性之寒热、病势之或虚或实,方能收到预期效果。如活血化瘀虽是治瘀血证的总则,但瘀血有轻重缓急之分。故活血化瘀又有"和血行瘀""活血化瘀""破血逐瘀"之别。一般来说,应根据瘀血程度的轻重,分别按和血行瘀、活血化瘀、破血逐瘀三法之序,先轻后重。切勿不分轻重,动辄破瘀攻逐,虽能取快于一时,但瘀去而正伤。

掌握药性:活血化瘀疗法的作用是通过具有活血化瘀功效的药物和方剂来体现的。因此,必须掌握药物的特性。其一,寒者热之,热者寒之,是中医治病的基本原则,血瘀之因有寒热之分。"血受寒则凝结成块""血受热则煎熬成块"(《医林改错》)。因此,要根据药物之寒热温凉分别选用。其二,活血化瘀药物除具有通行血脉、调畅血气、祛除瘀滞的共同功效外,每味药还可兼有行气、养血、凉血、止血、消症、通络、利水、疗伤、肖痛等不同作用:其三,某些活血化瘀药物,对疾病或病变部位具有敏感性。如消症除痞之三棱,莪术、阿魏,治疗肿块之黄药子、刘寄奴,瘀血在上部用川芎,下部用牛膝,瘀血人心用郁金,在肝用泽兰等等。掌握这些药性,选药组方可恰到好处。

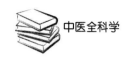

熟悉配伍:血瘀往往是由多种原因而引起的,所以活血化瘀必须根据辨证的结果,视具体情况配合其他疗法,才能充分发挥它的功效。临床常用的配伍有:理气行气、补气益气,补血养血、止血消症、凉血温经、清热解毒等。

血寒则温:血寒是指寒邪侵袭经络,气血流行不畅,或素体阳虚,虚寒内生,而致气血凝滞而言,以寒痛为其临床特征。以温经散寒药通经活络,和血行血之品相配伍。

血热则凉:血热是脏腑火热炽盛,热迫血分,或外感温热邪气侵入血分的一种病理变化,以出血和热象为临床特征。热者寒之,故血热多选用清热凉血和凉血止血之品治之:血得寒则凝,得温则行。所以应用凉血止血和清热凉血等寒凉药物,要中病即止,不可过剂。出血而有明显瘀滞者,不宜一味大剂寒凉止血.必要时配合活血行血药,旨在避免留瘀之患。热盛必伤阴,除配伍有养阴作用的清热凉血和凉血止血之品外,亦可加入养阴之药。

出血则止:凡血液不循常道,上溢于口鼻,下出于二阴,或溢于肌肤者,统称为出血:出血宜止血。正确地运用止血法,必须注意以下几点:

分清出血的原因和性质:出血的原因大多与火和气有关。"血动之由,惟火惟气耳"(《景岳全书·血证》):气为血帅,血随气行,或火旺而气逆血溢,或寒凝而气滞血瘀,亦有气虚挟寒者,但出血以属热者为多。此外,内有瘀血,血脉阻滞,流行不畅,导致血不循经,亦可发生出血。出血之病机以气为主,贯通寒热虚实。

止血还必须分清出血的部位,因为咳血、衄血、吐血、便血、尿血、阴道出血,不仅有寒热虚实之异,而且所累脏腑也不尽一致。因此,止血必须辨证施治,切勿一味止血,即"见血休治血"之谓,忌用大剂寒凉或固涩:出血虽以属热者为多。但血证初起,应禁用大剂凉血止血,寒凉药亦不可久用,以防止瘀血内停,损伤脾阳,脾愈伤则血愈不归经。更忌单纯用收涩止血之品,对出血而兼血瘀证尤须如此,切勿"闭门留寇",关于炭剂止血的应用:炭剂止血是中医治疗出血的重要措施。素有"红遇黑则止"之说,但不能凡见出血,不分病之虚实,药之寒热,皆炒炭投之。

使用炭剂止血的一般规律是:实热火证之出血,须苦寒之药以直折其火,热清则血自宁。虚热火旺之出血,宜滋阴清热降火,用甘寒、咸寒以滋阴清热,炭剂焦苦有伤津耗液之虞,故不宜使用炭剂。出血之虚寒者,当用温热之晶,而寒凉药则不相宜。若寒热错杂,虚实并见之失血,用药宜寒热兼顾,虚实并进,止血之剂不论寒药与热药,均可炒炭而用。临床用炭剂止血,须权衡利弊,正确使用才能体现炭剂止血之妙用。

③气血同病治则:气非血不和,血非气不运,气属阳,血属阴,一阴一阳,互相维系。由于气血之间的关系非常密切,生理上相互依存,病理上常相互影响,终致气血同病。

气对血有温煦、化生、推动、统摄作用。气虚无以生化必致血虚,推动、温煦之功减弱必致血瘀,统摄无权必致出血,气滞则血因之而瘀,气机逆乱则血亦随之而上逆或下陷。此为气病及血。同样,血病亦可及气,如血虚无以载气,则血亦随之而少,血瘀则气亦随之而滞,血脱则气无所附,必随之脱逸,乃至亡阴、亡阳之危候。

气血关系失调,常常表现为气血同病,故治疗则应调整两者之间的关系,从而使气血关系恢复正常状态。

气病治血:气血互相维附,气虚则血弱,气滞则血瘀,气陷则血下,气逆则血乱,气温而血滑,气寒而血凝。气病则血随之亦病。故曰:"气为血之帅,血为气之母,气即病矣,则血不得独行,故亦从而病焉。是以治气药中必兼理血之药"(《医家四要》)。这就是气病治血的理论依据。总之,治气不治血,非其治也。气虚宜"精中求气",气郁宜兼顾其耗阴血滞,气逆宜求于气血冲和:这是治疗气病的重要原则。

血病治气:气病血必病,血病气必伤,气血两者,和则俱和,病则同病,但"气为主,血为辅,气为重,血为轻"(《医学真传·气血》)。所以"气血俱要,而补气在补血之先,阴阳并需,而养阳在滋阴之上"(《医宗必读·水火阴阳论》)。此虽指治疗虚证而言,实为治。血之准则,一言以蔽之,治血必治气,气机调畅,血病始能痊愈。

血虚者,补其气而血自生。血虚补气之法,以健脾益气、温养心气、补益肾气为主。因为脾能健运,化源充足,血脉充盈:心生血,水谷精气赖心阳之温煦,才能变化而赤为血。

肾阳为一身诸阳之本,肾精赖真火之蒸化方能化而为血:血滞者,行其气而血自调。气有一息之不运,则血有一息之不行。气行则血行,气滞则血瘀,血瘀气亦滞。故治疗血瘀必须重视调气。因气虚、气滞均可致瘀,且血之运行与心、肺、肝、脾等有密切关系?所谓调气又有疏肝理气、宣畅肺气、温通心气,和补益元气之分,其中尤以调肝气为最。肝主疏泄,疏通气机,促进气血之运行。若肝郁气滞,疏泄失职,气滞则血瘀。所以必用疏肝理气之药物,疏通气机,气行则血亦行,不治瘀白化。

血溢者,调其气而血自止。血随气行,气和则血循经,气逆则血乱溢,气虚、气实、气寒、气热均属气失冲和之列。故治血必调气,气和则血宁。

综上所述,气之与血,两相维附,气为主,血为辅,气为囊龠,血如波澜,故"有因气病而及血者,先治其气;因血病而及气者,先治其血"(《医宗必读·辨治大法论》)。临证时,应综观全局,燮理阴阳,俾阴平阳秘,气调血和,则其病自愈。

6.调整脏腑

(1)概念:人体是一个有机的整体,脏与脏、脏与腑、腑与腑之间,生理上相互协

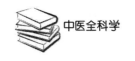

调,相互为用,在病理上也相互影响。一脏有病可影响他脏,他脏有病也可影响本脏。因此,调整脏腑就是在治疗脏腑病变时,既要考虑一脏一腑之阴阳气血失调,更要注意调整各脏腑之间的关系,使之重新恢复平衡状态。这是调整脏腑的基本原则。

(2)应用:

①调整脏腑的阴阳气血:脏腑是人体生命活动的中心,脏腑阴阳气血是人体生命活动的根本,脏腑的阴阳气血失调是脏腑病理改变的基础。因此,调整脏腑阴阳气血是调整脏腑的基本原则。

脏腑的生理功能不一,其阴阳气血失调的病理变化也不尽一致。因此,应根据脏腑病理变化,或虚或实,或寒或热,予以虚则补之,实则泻之,寒者热之,热者寒之。如,肝主疏泄,藏血,以血为体,以气为用,性主升发,宜条达舒畅,其病理特点为肝气肝阳常有余,肝阴肝血常不足。肝用太强,气郁化火,血虚生热生风等,其病变主要有气和血两个方面,气有气郁、气逆,血有血虚、血瘀等。故治疗肝病重在调气、补血、和血,结合病因予以清肝、滋肝、镇肝等。

②顺应脏腑的生理特性:五脏藏精气而不泻,六腑传化物而不藏。脏腑的阴阳五行属性、气机升降出入规律、四时通应,以及喜恶在志等生理特性不同,故调整脏腑须顺应脏腑之特性而治。如脾胃属土,脾为阴土,阳气乃损;胃为阳土,阴气乃伤。脾喜燥恶湿,胃喜润恶燥。脾气主升,以升为顺,胃气主降,以降为和。故治脾常宜甘温之剂以助其升运,而慎用阴寒之晶以免助湿伤阳。治胃常用甘寒之剂以通降,而慎用温燥之品以免伤其阴。

③协调脏腑之间的关系:

根据五行生克制化规律调节:

根据五行相生规律调节:其治则主要有"补母"与"泻子"两个方面。滋水涵木、培土生金、益火补土、生金资水等从属于"虚则补其母";肝实泻心、心实泻胃等从属于"实则泻其子"。

根据五行相克规律调节:其治则主要有抑强和扶弱两个方面。如木火刑金者,采用佐金平木法来泻肝清肺,此属抑强;肝虚影响脾胃,此为木不疏土,治以和肝健脾,以加强双方之功能,此为扶弱。至于抑木扶土、泻南补北等,属于二者兼施,而有主次之别。

根据五行制化规律调节:五行之间生中有克,克中有生,相互生化,相互制约,循环不息。因此,根据五行调节机制对脏腑功能进行调整,不仅要补母泻子,抑强扶弱,调整相关两脏的关系,而且更要将两者结合起来,调整相关三脏之间的关系,如木克土,

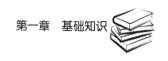

土生金,金克木,既要抑木扶土,又要培土生金,佐金平木,使之亦制亦化,协调平衡。

根据五脏互藏理论调节:五行互藏,五行配五脏,而五脏互藏。一脏统五脏,五脏统一脏。人体任何生理功能既受五脏共同调节,又有主从之分。就呼吸功能而言,肺主呼吸,但肺主出气,肾主纳气,肝调畅气机,使之升降相宜,脾主运化水谷精微,参与生成宗气;心主血脉而藏神,血为气母,心血给气以营养,心神又为呼吸调节之主宰。故五脏均参与呼吸的调节,其中尤以肺脾肾为要。所以,呼吸功能失调,常重在调治肺脾肾三脏。

根据脏腑相合关系调节:人体脏与腑的配合,体现了阴阳、表里相输应的关系。脏行气于腑,腑输精于脏。生理上彼此协调,病理上又相互影响,互相传变。因此,治疗脏腑病变,除了直接治疗本脏本腑之外,还可以根据脏腑相合理论,或脏病治腑,或腑病治脏,或脏腑同治。

脏病治腑:如心合小肠,心火上炎之证,可以直泻心火,而通利小肠,导心经之热从下而出,则心火自降。它如肝实泻胆、脾实泻胃等,此即治脏先治腑之谓。

腑病治脏:如肾合膀胱,膀胱气化功能失常,水液代谢障碍,治肾即所以治膀胱。大便秘结,腑气不通,则肺气壅塞。而宜降病气,亦可使腑气得顺,大便自通。

脏腑同治:脏腑病变,虽可脏病治腑,腑病治脏,但临床上多脏腑同治。如脾与胃,纳运相得,燥湿相济,升降相因,故脾病必及胃,胃病必累脾。所以,临床上常脾胃同治。

实则泻腑,虚则补脏:六腑传化物而不藏,以通为用,以降为和,五脏藏精气而不泻,以藏为贵。五脏六腑皆可表现为实证,实则泻之。不仅六腑之实泻腑以逐邪,如阳明腑实证之胃肠热结,用承气以荡涤胃肠之实热。而五脏之实亦借泻腑以祛邪,如肝经湿热,可借清泄肠道,渗利小便,使湿热从二便而出。五脏之虚自当虚则补之,六腑虚亦可借补脏以扶正。如膀胱气化无权而小便频多,甚则遗溺,多从补肾固摄而治。小肠泌别清浊功能低下,多从脾肾治之等等。

7. 因时、因地、因人制宜

疾病的发生、发展与转归,受多方面因素的影响。如气候变化、地理环境、个体的体质差异等,均对疾病有一定的影响:因此治疗疾病时,必须把这些因素考虑进去,根据具体情况具体分析,区别对待,以采取适宜的治疗方法:

(1)因时制宜:

①概念:四时气候的变化,对人体的生理功能、病理变化均产生一定的影响:根据不同季节气候的特点,来考虑治疗用药的原则,就是因时制宜。

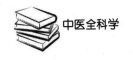

②应用:一年四季,有寒热温凉的变迁,所以治病时,要考虑当时的气候条件:例如:春夏季节,气候由温渐热,阳气升发,人体腠理疏松开泄,即使外感风寒,也应注意慎用麻黄、桂枝等发汗力强的辛温发散之品,以免开泄太过,耗伤气阴;而秋冬季节,气候由凉变寒,明盛阳衰.人体腠理致密,阳气潜藏于内,此时若病热证,也当慎用石膏、薄荷等寒凉之品,以防苦寒伤阳:故曰:"用温远温,用热远热.用凉远凉,用寒远寒"(《素问·六元正纪大论》):所谓"用温远温"。"远",避之谓;前者之"温"。指药物之温,后者之"温"。指气候之温:就是说用温性药时,当避其气候之温:余者与此同义。

(2)因地制宜

①概念:根据不同地理环境特点,来考虑治疗用药的原则,就叫因地制宜。

②应用:不同的地理环境,由于气候条件及生活习惯不同,人的生理活动和病变特点也有区别,所以治疗用药亦应有所差异:如我国西北地区,地势高而寒冷,其病多寒.治宜辛温;东南地区,地势低而温热,其病多热,治宜苦寒—说明地区不同。患病亦异,而治法亦当有别:即使相同的病证,治疗用药亦当考虑不同地区的特点,例如,用麻黄、挂枝治疗外感风寒证,在西北严寒地区,药量可以稍重,而在东南温热地区,药量就应稍轻、此外,某些地区还有地方病,治疗时也应加以注意。

(3)因人制宜

①概念:根据病人年龄、性别、体质、生活习惯等不同特点,来考虑治疗用药的原则,叫做因人制宜。

②应用:在治疗时不能孤立地看待疾病,而要看到病人的整体情况.如:

年龄:年龄不同,生理机能及病变特点亦不同,老年人气血衰少,上机减退,患病多虚证或正虚邪实,治疗时,虚证宜补,而邪实须攻者亦应注意配方用药,以免损伤正气:小儿生机旺盛,但气血末充,脏腑娇嫩,且婴幼儿生活不能自理,多病饥饱不匀,寒温失调,故治疗小儿,当慎用峻剂和补剂。一般用药剂量,亦必须根据年龄加以区别。

性别:男女性别不同,各有其生理特点,特别是对妇女有经期、怀孕、产后等情况,治疗用药尤须加以考虑。如妊娠期,禁用或慎用峻下、破血、滑利、走窜伤胎或有毒药物.产后又应考虑气血亏虚及恶露情况等。

体质:在体质方面,由于每个人的先天禀赋和后天调养不同,个体素质不仅有强弱之分,而且还有偏寒偏热以及素有某种慢性疾病等不同情况,所以虽患同一疾病,治疗用药亦当有所区别。如阳旺之躯慎用温热,阴盛之体慎用寒凉。其他如患者的职业、工作条件等也与某些疾病的发生有关,在诊治时也应该注意。

因时、因地、因人制宜的治疗原则,充分体现了中医治疗疾病的整体观念和辨证论

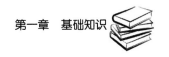

治在实际应用上的原则性和灵活性。必须全面地看问题,具体情况具体分析。

第二节 中医全科学的概论

一、全科医学及中医全科学

全科医学又称家庭医学,是一个面向个体、家庭和社区,整合了临床医学、预防医学、康复医学以及医学心理学、人文社会学科相关内容于一体的综合性的医学专业学科,是一个临床二级学科,其主旨强调以人为中心、以家庭为单位、以整体健康的维护与促进为方向的长期负责式照顾,并将个体与群体健康照顾融为一体。

中医全科医疗是在中医学和全科医学的基本理论指导下,整合多学科领域的知识和技能,发挥中医学在基层卫生服务中的特色和优势,解决社区常见健康问题的一种医疗服务。

中医全科医学是以整体观念和辩证论证思想为指导,立足和保持中医学特色与优势,融合全科医学的医学模式,以人为中心,服务于城市社区和农村基层,集预防、治疗、保健、康复、健康教育于一体的具有中国特色的新型医学模式,属全科医学的范畴。

二、中医全科学的医学模式

指医学整体上的思维或方法,即以何种方式解释和处理医学问题,又称为医学观。经历阶段:古代的神灵主义医学模式、自然哲学医学模式、近代的机械论医学模式、现代的生物医学模式、最新的生物—心理—社会医学模式。

1977 年美国医生恩格尔提出生物—心理—社会医学模式。

理想的医疗保健体系—正三角:①基层医疗(常见健康问题、高危险人群、健康人群)。②二级医疗(需专科诊治的问题)。③三级医疗(疑难危重病)。

通科医生诞生于 18 世纪的美洲,命名于 19 世纪的欧洲英国。

1910 年在美国,A. Flexner 对 Johns Hopkins 医学院的报告中肯定了该校将临床分析、教学和科研融为一体的新型教育模式。

三、全科医学的基本特点

(一)基础性照顾

医疗保健体系的基础—首诊服务;迅速对服务对象的健康问题做出初步判断,对

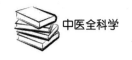

一些常见病进行合理的处理,或根据人们的需求开展预防保健工作。

（二）人性化照顾

全科医疗重视人胜于重视疾病,它将患者看作是有个性、有感情的人,而不仅是疾病的载体,其照顾目标不仅是寻找有病的器官,更重要的是维护服务对象的整体健康。全科医生应能"移情",即从患者的角度看问题。

（三）可及性照顾

①可及的、方便的基础医疗照顾。

②考虑当地民众的可及性。

③"守门人"角色赋予他们一项特殊任务:为医疗保险,也为患者节省经费。

④预防疾病特别是预防慢性病及并发症是全科医生主要任务之一。

⑤杜绝浪费,意味着减少不必要的检查、治疗或用药。

（四）持续性照顾

全科医学倡导生命全过程的持续性照顾,全科医学与服务对象建立长期的服务关系,理解健康状况,生活习性、家庭背景、经济实力、文化等各方面信息,根据各个阶段不同健康问题,针对性开展医疗和预防保健服务;

（五）综合性照顾

体现全方位、立体性、周期性的照顾。服务内容包括医疗、预防、保健、康复和健康教育促进、计划生育;服务层面涉及生理、心理、社会文化;服务项目包括临床诊疗、预防保健、周期性健康检查、心理咨询、健康教育、家庭医疗护理等

（六）协调性照顾

协调作用主要通过会诊、转诊和会谈等协调措施,与专科医生、患者家庭合作,调动社会、社区及其他资源解决问题,确保其获得正确、有效和高效率服务。

预防性照顾:家庭医生对不同愿意来就诊的病人,应主动评价其健康危险因素并加以处置,并将预防措施看作是日常诊疗应该执行的程序。

双向转诊:把照顾病人的特定责任暂时转给合适的专科医生,问题解决后,将病人连同回诊资料一起转回,以便指导继续治疗或康复。

四、中医全科医疗的基本特征

（一）一种基层医疗服务

中医药学的理论体系和诊疗手段来自实践和基层,中医药进入社区是其理论体系

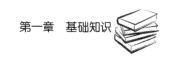

和服务模式的回归和飞跃。中医药是社区居民解决健康问题时最先接触、最常利用的卫生服务手段之一。中医药是医疗保险的重要内容,中医全科医疗同样是基层卫生服务体系和医疗保险的守门人。

(二)以门诊为主体的服务

工作场所是在社区卫生服务中心

(三)以综合性中医医疗服务为特色

方法:医、针、药等各种方法一体。

内容:将中医药融入防治保康教中。

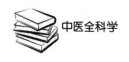

第二章　中医全科医学的理论基础

第一节　中医全科医学的哲学基础

一、中医学的哲学思想

（一）元气论的本体观

1. 元气论是中医本体论的主要内容

气是中国古代哲学的本体论范畴。作为一种物质形态，气的原型是可感知的大气、水汽、云气及它们的冷暖、晦明的变化和生命体内的气息。在汉以前，对气的认识多半限于这些具体的状态，进而联想到它们的相互转化。春秋时代的医学家医和说："天有六气，降生五味，发为五色，征为五声，淫生六疾。六气曰阴、阳、风、雨、晦、明也"（《左传·昭公元年》）。这些话反映出古人独特的思维方式。他们把一切无定形而可感知的物质形态，如气味、颜色、声音等等，都看做是气的变态，这里面包含着把气作为物质本原的思想萌芽。

《内经》则明确提出了气是世界的本原，是构成万物的基始。据统计，《内经》所论列的气多达八十余种，其具体含义十分复杂。《素问·阴阳应象大论》指出"积阳为天，积阴为地"，认为天是轻清的阳气积聚而成的，地是重浊的阴气沉降而成的，而万物则是天地合气的结果。人也不例外，"人生于地，悬命于天，天地合气，命之曰人"。最早论及"元气"的医籍是成书于东汉的《难经》，称"脉有根本，人有元气"。《难经》之后元气说广泛流传与运用，特别盛行于宋、元、明、清。若追溯其源，则来自战国末年和汉代的哲学。东汉王充提出了元气自然论，在《论衡》中他说："元气，天地之精微者也。""元气未分，混沌为一。""万物之生，皆禀元气。"肯定了天地万物都由元气自然生成。这些元气一元论思想，为医家探索世界和人体生命本原指明了正确的方向。

2. 元气论对中医学的影响

元气论本体论作为中医学理论的重要基石，对中医学理论形成和发展产生了重大的影响。

一是奠定了人体物质一元论的医学模式。中医学视人体为有机的统一整体,这与气一元论有着密切联系,是气一元论思想在中医学理论体系中的具体体现。既然气一元论认为构成世界万物的气是整体无形的,那么,构成人体生命之本的气也理应是整体无形的。中医学认为,人是一个高度统一的有机体,尽管它的五脏六腑、四肢百骸、五官九窍、皮肉筋骨等各个部分彼此极不相同,但每一部分的活动,以气的物质为基础,统一于气,因而也都能与其他部分息息相关。人的机体的任何功能活动,都建立在与其他功能活动相联系的基础上。五脏六腑之间,脏与腑之间,脏腑与体表形态之间都有直接或间接的联系。

在气一元论的作用下,中医学不仅把人体看成是一个有机整体,同时也将人与自然看成一个不可分割的有机整体。中医学历来重视人与自然、人与社会环境以及心理与生理之间的统一关系,并从自然、社会的大环境中观察研究人的疾病变化,探讨脏腑气血的运行。《内经》提出:"人与天地相应也"。人与天之间之所以能够"相应",就在于"气",气的连续性和渗透性是天人之间联系和作用的媒介。同时认为社会因素以及"五态""七情"等精神心理因素对人的健康和疾病有重大影响。这种把人与自然、社会以及精神因素作为一个统一整体来观察疾病的思想,构成了中医学的重要理论基础。

二是气作为人体的基本物质,是有机的,其有机性在于物质和功能的不可分。医学将人体结构看成是一种活的、动态的"气化结构"。中医学认为气是人体的物质基础,是人体生成的条件,"气聚则形存,气散则形亡"。并以气的运动变化来解释人体的生理活动和病理变化,认为气的升降出入运动平衡协调,则能维持人体正常的生理功能;若气的升降出入运动平衡失调,则会产生各种病理状态。人的生命为气化活动构成的过程流。气化是指通过气的运动变化所产生的各种生理功能性变化。气化结构除有形的外,大量为功能的、过程的、无形的,如藏象、经络、三焦、命门等均为功能性的"气化结构",而非形态解剖结构。

三是气作为人体基本物质的一元论和有机论自然导出人体的整体观,使中医以整体论思维方式认识和治疗疾病。元气论一无论始终把气看成一个连续的、不可分割的整体。因此,在元气论本体论的引导下,必然遵循整体论的思维方式来探讨疾病。在中医学看来,整体分化出部分,整体产生部分,整体有不能用部分及其相加之和来说明的东西。人在本质上是不可分解的,疾病的发生往往是由于人体整体关系失调而致,阴阳失衡、气机失调都是从整体上把握病机的。证是中医学的一个核心概念,它的一

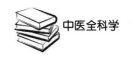

个重要特点就是整体反应性,证是整体水平的,是机体在致病因子作用下出现的整体反应。中医学临床察色按脉、听声观形、视舌问症,都是在考察患者的整体反应性,包括患者的体质。中医学遣方用药针对的不是疾病的局部,而着重于从整体上调节人体机能,恢复整体的阴阳平衡。

(二)"天人合一"的自然观

1. "天人合一"是中医学自然观的主要内容

天人关系是中国古代哲学与科学共同关注的问题。在诸多天人关系中,天人合一的整体观念最终占据了主导地位,成为中国传统文化的基始,并对中国传统科学文化各层面发生了深刻的影响。中医无疑也受到天人合一观念的洗礼,从而形成了具有浓厚文化色彩的医学整体观。成书予秦汉时期的《黄帝内经》批判地继承了先秦诸子的哲学思想,特别是老子、庄周、荀况及《周易》《管子》的自然观,比较系统地揭示了人与自然界之间统一的关系,为防治疾病提供了朴素唯物论和辩证法的世界观、方法论。虽然其中尚未明确出现"天人合一"这一提法,但确实蕴含着这一科学的思想。如《太素·经脉正别》云:"天地变化之理谓之天道,人从天生,故人合天道"。《素问·气交变大论》云:"善言天者,必应于人,善言古者,必验于今。"后世的医家也基本上遵循《内经》的思想路线,坚持把人与自然视为一个整体。从天、地、人相互联系中考察人的生理、病理、病机及防治疾病的方法,并在理论和实践中不断丰富和深化这一思想。中医除了认为人体各组成部分之间相互联系和相互作用之外,还特别强调人与天地自然之间的密切关系,将人与自然视为具有内在联系的不可分割的有机整体。

2. "天人合一"自然观对中医学的影响

"天人合一"作为对人和自然界总的看法,为医家认识人体提供了一个总原则,即最彻底的整体观,主张把人体的生理、病理现象置于世界万物的总联系网中加以考察和认识,从而为中医学的病因学、养生学、治疗学奠定了厚重的思想基础。从病因学上看,尽管中医学提出了"三因说",即引起疾病的原因有内因、外因和不内外因。而从天人合一的观点看,无论内因、外因或不内外因都可视为天人关系的失常。由此,顺应自然、法天则地成为中医治病养生的一大原则。《素问·四气调神大论》说:"夫阴阳四时者,万物之终始也,死生之本也,逆之则灾害生,从之则苛疾不起,是谓得道。"在天人合一观念指导下,中医认为防治疾病必须法天则地,即顺应和运用天地之道。无论是望、闻、问、切唯象观察方法,还是针灸、中药、推拿等治疗方法,均是这一观念的具体体现。

(三)阴阳五行学说的方法论体系

1.阴阳学说对生命的诠释

阴阳是中国古代哲学的一对范畴,揭示了世界物质对立统一的矛盾运动的基本规律。《内经》继承和发扬了先秦诸子及《周易》的阴阳学说,不仅把天地万物及人看作阴阳二气的生成物,而且认为:"阴阳者,天地之道也,万物之纲纪,变化之父母,生杀之本始,神明之府也"。在中医学看来,人体是一个充满阴阳对立统一的有机整体,用阴阳学说可以对人体组织结构和生理功能进行划分。"人生有形,不离阴阳",人体的一切组织结构,既是有机联系的,又可以划分为相互对立的阴阳两部分。

阴阳学说在中医学中的重要应用就是提出了人体健康的重要标准以及维系健康的重要原则,即为中医治病养生提供了一套行之有效的法则。《内经》说:"阴平阳秘,精神乃治;阴阳离决,精气乃绝。"指出了人体健康的标准就是"阴平阳秘",即阴阳双方在运动中既不偏盛,也不偏衰,二者保持和谐、协调、融洽的关系和状态。与之相对应,疾病乃人体阴阳失衡的状态。由于各种内外因素的作用而导致阴阳失调,发生疾病。"阴盛则阳病,阳盛则阴病。阳盛则热,阴盛则寒。"如果出现"阴不胜其阳"或"阳不胜其阴",即阴阳两方平衡被破坏后,将导致疾病,如果阴阳偏盛偏衰不及时纠正,进一步发展到有阳无阴或有阴无阳的地步,就会影响生命,出现"阴阳离决,精气乃绝"的危象,甚至死亡。

既然阴阳失衡是导致疾病的原因,那么,调整人体阴阳,使之恢复平衡就成为中医学治疗疾病的纲领。因此,调整阴阳,补其不足,泻其有余,恢复阴阳的协调平衡是中医学治疗的基本原则。故《素问·至真要大论》说:"谨察阴阳所在而调之,以平为期",据此而确定治疗原则。"以平为期"是防治疾病的总体目标,即经过调和使阴阳两平,未有偏盛,也就是"阴平阳秘"的"中和"状态。"至于如何调和,不外乎""正者正治,反者反治"这两种方法。正治之法适用的对象是"正病",其本质与现象一致,即热(阳)病见热症,寒(阴)病见寒证。故可以热(药)治寒(病),以寒(药)治热(病),使寒热中和,阴阳趋平。反治之法适用的对象是"反病",即其本质和现象并不直接一致,而是似乎相反,即实质是热(阳)病反见寒(阴)症,寒(阴)病反见热(阳)症,故必须以寒(药)治寒(假寒真热)。以热(药)治热,(假热真寒)。无论"正治"还是"反治",都是阴阳调节法,使偏盛或偏衰的阴与阳达到两相平衡。

2.五行学说与中医人体的动态结构

除了"气"物质一元论、"天人合一"整体系统论、"阴阳"对立统一运动观,中医还把"五行"学说,即物质和运动的多样性和复杂性引入自己的理论体系。"五行"是中

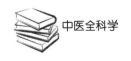

国古代动态哲学中的范畴之一。五行学说源于殷商时代的五方观念,之后又出现了五材说。五材就是木、火、土、金、水五种物质材料,这是一种朴素的唯物主义观点,它试图把一切有形物体最终归纳为五大类,并肯定世界的物质性。《尚书·洪范》是先秦论述五行的重要著作,它的出现标志着五行学说的形成。

中医学从一开始就受到五行学说的影响。《内经》则明确地把五行规律视为宇宙的普遍规律。《灵枢·阴阳二十五人》说:"天地之间,六合之内,不离于五,人亦应之,非徒一阴阳而已也。"《素问·天元纪大论》中更把阴阳和五行(五运)并列,曰:"夫五运阴阳者,天地之道也,万物之纲纪,变化之父母,生杀之本始"。认为世界上的事物,都是按照阴阳五行的法则运动变化的。五行学说成为一种普通的理论框架和思维模式,已经渗透到社会生活的各个方面,成为人们认识世界和改造世界的一种理论工具。

在长期的医疗实践中,古代医家积累了大量有关人体的解剖、生理和病理方面的知识,但认识是零碎的、粗糙的、不系统的。阴阳五行学说成了解释人体各种生理病理现象,构建人体框架的有效工具。一是以五脏配五行,五脏又联系着自己所属的五体、五官、五志等,从而把机体各部分机能联结在一起,形成了中医学以五脏为中心的生理病理系统,使整体机能在防治疾病的实践中贯彻到底。二是根据五行生克制化规律阐释机体肝、心、脾、肺、肾五个系统之间相互联系、相互制约的关系,进一步确立了人是一个完整的有机整体的基本观念。三是以五脏为中心的五行归属,说明人体与外在环境之间相互联系的统一性。四是把五行之间的生、克、乘、侮关系应用于五脏。五是全面地揭示了五脏之间以至整个人体复杂系统的控制、反馈调节机制。

五行学说在解释人体生理病理现象的同时,还为中医治疗学提供了法则。如"虚则补其母,实则泻其子"的治疗原则,"滋水涵木法""培土生金法""益火补土法""金水相生法""抑木扶土法"等,都是行之有效的治疗方法。

3. 阴阳五行框定了中医学理论建构的模式

阴阳五行学说不仅对中医学理论体系的构建起到了方法论作用,而且对中医学发展模式起到了框定作用,这是古代哲学对中医学最重要的影响,也是人类应用哲学的光辉典范。

中医学以生命现象诸因素的统一整体性质及其相互作用的"联系"为理论构架。换言之,即着眼于活的人体。因为只有在活的人身上才有生命现象和疾病现象,才有健康维护和疾病治疗的必要与可能,而生命现象与疾病现象的本质正是活的人体内部诸因素及人体与环境因素统一联系和相互作用的表现及其运动状况决定的。

中医学在把阴阳五行说创造为自己的基本理论的同时,也接受了其中包含的科学结构,同时也框定了自己独特的医学发展模式。而在临床实践的直观过程中,当这些医学哲学的合理思想不断得到印证时,中医学也就产生了理性飞跃,即自觉地把阴阳五行的整体思维和辩证思维作为自己的根本指导思想,这就是中医学整体论治和辨证论治思想的形成。而整体论治和辨证论治思想正是中医学独有的优秀理论与实践特质。

二、传统生物医学的哲学思想

(一)二元论哲学与医学的冲突

17世纪法国哲学家雷奈·笛卡尔提出了二元论世界观,即"物体和心灵分属两种实体,彼此不相关。思维、意识不以物质为转移,不是物质的产物,物质也绝无产生思维和意识的能力。"认为精神和肉体是两个并行不悖、独立存在的实体,谁也不决定谁,谁也不依赖谁,二者分庭抗礼,泾渭分明。笛卡尔在哲学上主张精神和肉体的二元分裂,但在医学上却不否认生理和心理的统一;在人的身上,"精神和肉体高度地搅混在一起""组成一个单一的整体"。可是,笛卡尔的哲学是与宗教神学妥协的产物,是一个矛盾的体系。二元论哲学对于医学发展的影响则表现为笛卡尔试图缓冲和调和宗教与医学的冲突,在承认宗教神学的前提下,争取医学发展的空间。他说"从哲学的角度断言,医学应专心研究人体的生理功能,而把灵魂的问题留给上帝和他的代理人——教会来处理"。显而易见,二元论哲学与中医学的"形神统一"观是背道而驰的。

(二)还原论与传统生物医学发展

16世纪英国杰出的哲学家弗兰西斯·培根提出的经验论和归纳法是近代生物医学的认识工具。培根认为,人的一切认识都来自感觉和经验,但培根没有陷入狭隘的经验论的泥潭之中。他认为只有通过理性认识才能把握事物的本质。培根坚信,人们要认识自然,必须将"经验能力和理性能力"结合起来,而实现这种结合的办法是进行实验。马克思对培根的评价是"整个现代实验科学的真正始祖"。

实验科学的兴起对医学的研究方法产生了重大的影响,医学研究人员开始用当时的物理、化学、数学等科学知识作为医学研究的工具,采用自然科学技术的新成就与实验方法研究人体和医学问题。维萨里对人体的研究应用解剖观察描述与数据测量法;哈维创立血液循环理论采用的是动物实验与生物统计等方法;桑克陶瑞斯研究人体的新陈代谢使用了天平、温度计、脉搏计等新仪器;列文虎克等用显微镜打开了人类认识微观世界之门。实验方法大大地拓展了医学认识的领域,促进了医学的深入发展。而

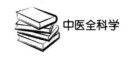

不能完全解释人体各种生理、病理变化的医学学说开始受到人们的质疑,包括盖伦的"灵气学说"和"血液循环潮汐说"。同时,不同的医学学派如物理医学派、化学医学派纷纷产生。20世纪16~17世纪实验医学体系的兴起是一个里程碑,标志着世界医学的发展迈入了新的阶段。

(三)机械论对生物医学的影响

1. 机械认识论

从亚里士多德时代开始,医学始终受到机械论和活力论哲学思想的影响。机械论者认为,所有的生命现象都可以用物理的、化学的规律来解释。活力论者主张,生命的真正实体是灵魂或"活力"。机械论和活力论之争至17世纪才逐渐平息,机械论思想开始占统治地位并深刻地影响着医学。17世纪法国哲学家笛卡尔认为,宇宙是一个巨大的机械系统,在其中,上帝是所有运动的"最初起因"。物质的基本特性是广延性、可分性和运动性。按照笛卡尔的解释,人体本身也是另外一种"尘世间的机器"。人的灵魂控制着人体这部同样遵循着物理定律的机器。笛卡尔用机械术语描述人的生理功能,如把胃说成是"磨",把心脏说成是"热机"等等。笛卡尔是医学机械论的奠基者。1687年《自然哲学的数学原理》一书问世,牛顿的经典力学思想甚至成为一种哲学意义上的认识论和方法论,在很长一段时间影响着医学家和其他科学家的思维方式。这种认识方法就是从机械力学的角度,以分门别类的、纵向的、静态的研究方式为特征的形而上学的认识方法。

20世纪16~17世纪包括医学在内的各门自然科学以分门别类的方式,独立地、深入地、静态地进行研究。在科学发展处于需要向纵深拓展的早期,这种研究模式和思维方法的相对稳定与沿袭,是特定的历史条件下各门自然科学进一步发展的必要条件。同时这种认识方法和反对宗教神学、坚持唯物主义相联系,具有历史进步意义。如18世纪法国医生拉·美特里充分运用当时医学所取得的成就,从生理学、医学的角度阐述一系列唯物主义和无神论观点,详尽地论述了心灵对肉体、精神对物质的依赖关系,对宗教神学唯心主义展开批判,在当时的水平上唯物主义地解决了思维和存在这一哲学基本问题,机械论认识方法的局限性之一就是它的机械性和片面性,它用力学定律来解释一切自然现象,用孤立、静止和片面的观点去看世界,近代医学受这种哲学的影响很深。显而易见,机械论和还原论与中医学的整体观、恒动辩证观、常变辩证观等遵循辩证唯物论的医学观点是相悖的。

2. 拉·美特里和爱因斯坦的医学观

拉·美特里的名著《人是机器》是近代医学和机械唯物主义哲学相结合的产物,

其中形而上学的思维方式表现得很充分。拉·美特里提到,胃、心脏、动脉和肌肉的功能都是机械地伸缩,肺就像鼓风机一样机械地操作,膀胱、直肠等处的括约肌也是机械地发生作用。他甚至认为,人的理性的存在是由于人比最完善的动物多了"几个齿轮""几个弹簧"。大脑和心脏的距离更为合适,脑部供血更为充足。总之,"人是一架会自己发动自己的机器,一架永动机的活生生的模型。体温推动它,食料支持它"。那一时期人体的各种生理活动普遍被解释为机械运动。例如口腔和牙齿被解释为钳子,胃被看成曲颈瓶和碾子,心脏被视为发条,动、静脉是水压管,肌肉和骨骼则是由绳索和滑轮构成的力学系统等等。

爱因斯坦主张物理学机械论和还原论,并将之扩展到生命领域。他认为生命现象可以归结为物理过程,物理学的定律也适用于生命领域。他甚至"相信心理现象以及它们之间的关系,最终也可以归结为神经系统中进行的物理过程和化学过程"。爱因斯坦这些具有代表性的观点中所包含的机械论和还原论思想一直对医学产生着极其重要的影响,而且这种影响还将持续下去。

(四)科学主义思潮对医学的影响

由于科学哲学与自然科学的关系十分密切,因此,科学哲学的认识方法对医学的影响很大。如科学哲学中的分析哲学流派和逻辑实证主义都十分强调还原方法,要求在科研和哲学研究中把研究对象还原为最小单位并在逻辑上加以证实。20世纪以来,生物医学的基本指导思想就是还原论,基本方法就是还原方法。还原论和还原方法对科学发展的作用不可一概否定,但科学主义和技术主义的消极影响不可低估。在医学领域中,医学技术主义的影响日见其隆。从19世纪开始,显微镜、温度计、x线、听诊器、心电图仪、CT、核磁共振等医学仪器成为医学诊断和治疗不可缺少的基本条件,其显著绩效有目共睹。医学技术的冷峻和客观渐渐取替代了原本与医学融为一体的亲情和仁爱。医学向医学技术主义迈出了危险的半步。这种倾向一开始就引起了人们的警觉。19世纪欧洲兴起过"视病人为人"的运动。维也纳医学教授诺瑟格尔认为:医学治疗的是有病的人而不是病。美国霍普金斯大学医学教授鲁宾森在其著作 The Patierzt as Person 中告诫医学界不能以"科学的满足"取代"人类的满足",要求医生"把病人作为一个整体来治疗"。美国乔治亚医学院教授休斯顿认为是否尊重患者的心理感受,是"医生区别于兽医之所在"。遗憾的是,自20世纪以来,医学技术在医学中的作用继续强化,医学技术主义倾向的发展势头有增无减。

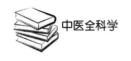

三、新兴全科医学的哲学思想

(一)全新的医学观

1. 全科医学的本质在于医学观的改变

全科医学的本质在于它在观察和解决问题时所秉持的哲学。只有站在哲学的角度上来把握全科医学的实质,才能完整、深刻地理解全科医学产生和发展的必然性、现实意义和先进性。从其他任何一个角度去研究全科医学,都只能是局部的、片面的认识。而且,不解决世界观、方法论及理论基础等问题,全科医学也就无法真正成为一门独特的综合性医学学科,而只能是一些片段知识和技术的简单堆积。实际上,医学理论应包括四个不同的层次:经验层次、具体医学理论层次、一般医学理论层次、哲学观点层次。医学理论的形成是这四个层次反复相互作用的结果,经验层次起着基础的作用,哲学层次则起着启发或助发现的作用。临床工作者往往都能认识到经验的重要性,却很容易忽视哲学的作用,然而只有站在哲学的高度上才能深刻地认识事物的本质,全科医学工作者要在医疗卫生服务和医学教育领域进行一场深刻的改革实践,就必须在哲学的高度上来把握全科医学的实质。

2. 准确把握医学学科的特点

(1)医学的科学性和经验性:科学是人类探讨事物构造和法则的理性认识活动,也是这种理性认识活动成果的理论性、系统性的知识总汇。医学发展确实经历过纯经验时代,随着其他科学的发展,人们逐渐掌握了研究人体和疾病的科学方法和工具,从而创造出许多能直接反映人体构造和功能以及疾病本质的知识。全科医学是对生物医学理论进行重新评价后的产物。临床工作者既要认识到经验的重要性,又要认识到科学研究和理论的重要性,只有把这两者有机地结合起来,才能取得更大的成功。

(2)医学的自然科学性和社会科学性:医学具有两面性,它既是自然科学,又是社会科学。这是由人具有的两面性所决定的,人既是一个自然实体,又是一个社会成员。传统的科学观念认为,只有客观的可以观察到的现象才能成为科学的研究对象,人的主观感觉、内心体验和象征性的信号无法成为科学研究的对象,更无法用自然科学的变量去加以描述和分析。这种观念使临床医生只承认诊断所需的病理生理或病理解剖等方面的客观证据,而完全忽视病人的主观体验和内心感受,实际上也割裂了疾病与患病的人之间的有机联系。只承认人是一个低级的生物有机体,而否认人的其他一切特性,实际上也就否定了人的存在价值和特殊意义。因此要正确地认识社会因素在医学中的地位,全面、完整地认识医学的本质问题。

（3）医学服务的技术性和艺术性：艺术家所接受的训练是如何带着感情去观察世界，医生的任务也是双重性的，一方面要理解病人和他所患的疾病，这样才能更好地解除病人的痛苦。另一方面，医生要与病人在感情上进行交流，这是医疗实践取得成功的基础，也是治疗或服务的一个重要方面。医生是最好的药物，增加医疗过程中感情交流的成分，是提高医疗质量的关键。了解病人要比了解病人所患的病重要得多，因为只有理解患病的人才能更好地理解病人所患的病，医生缺乏感情的纯技术服务是没有生机的，也不可能得到公众的认可和赞扬。

3. 整体医学观

（1）正确认识病理过程与疾病的关系：当人们感觉病了的时候，人的整体功能已受到影响。这时，医生便将其诊断为某种"疾病"。然而在此之前，还有一个不易被人觉察的或长或短的局部变化过程，先是分子、细胞水平上的某些生理、生化和免疫学等方面的异常反应（病理反应），然后是组织、器官水平上的局部损害（病理变化），我们把以上过程称为"病理过程"，病理过程只有在影响整体功能时才表现为疾病，某些轻微的病理过程可以不表现为疾病。

临床医生常常习惯性地认为疾病就是一定的病理反应、病理变化和临床表现的集合，而医生所掌握的也仅仅是诸多部分之中的少数部分，以少数部分去推测整体的特性总是会有缺陷的。

（2）正确认识疾病与疾患的关系：疾患是指一个人患病的事实以及相关的种种表现，是认识病人的第一步，也是诊断疾病的基础。疾病是理论领域的一个概念，是理解以上事实的一种概念上的工具，使人们能系统地认识病人的问题，并对病人做一些推断和预测。疾病是一种解释模型。实际上，疾病的概念往往已经预先存在于医生的思维中，当医生把与病人有关的事实按一定的规律排列成某种构象时，如果正好符合思维中某种疾病的框架，这时医生便诊断这个病人得了什么疾病，同时医生可以据此推断以后将出现的现象。当病人的问题被诊断为一种疾病时，病人的问题便被归纳为一种概念，而不再是一种客观存在。这种方法的缺陷是，疾病的概念过早地存在于医生的思维中，很容易使医生的注意力定向于与假设的疾病有关的线索上，而不是全面地描述与病人有关的客观事实，更何况并不是所有的疾患都能用疾病作为诊断的。

（3）正确认识疾病与生活问题的关系：疾病总是要影响病人的日常生活、家庭生活和社会生活，疾病和生活问题是分不开的。我们要了解疾病对病人的生活所造成的影响，然后才能理解疾病对病人来说所意味着什么，最后才能理解病人为什么会对疾病作出这样的反应。所以，不了解生活问题就不可能完整地理解患病的人，也不可能

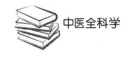

准确地理解疾病或疾患。

(4)要将病人视作一个完整的人：中医学建立在阴阳五行的人体观基础上，西医学建立在人体由四种液体构成或由原子构成的基础上，这是一种"小宇宙人体观"。正是在此基础上建立起来的医学体系把医学从巫术的统治下解放出来。生物医学只研究疾病，不研究人或病人，只"治病不治人"，置病人的感受、体验、情感、需要于不顾，由此引起了公众的强烈不满。行为科学、精神分析学和社会科学等方面的研究成果为人们认识疾病与病人及其环境的联系提供了有效的理论和方法，已有大量的资料阐明了人的潜意识、个性、行为方式、家庭、社会等因素与疾病的密切联系，并初步揭示了它们相互作用的内部机制。同时，一般系统理论也为理解疾病与病人及其环境的相互关系提供了理想的理论框架。病人作为一个完整的人，除了具有正常人所有的全部特性外，还有一些正常人没有的特征。病人除了有躯体功能障碍外，还有内心独特的感受、体验、情感、需要和期望，这些不仅影响病人生活的所有方面，而且还将影响医疗服务的过程和质量。综上所述，病人是一个不可分割的有机整体，他不等于各器官、系统的相加；病人是一个心身统一体，躯体与精神是密不可分的；病人是社会成员、家庭的成员、工作单位的职工、宗教团体的成员、社会活动的参与者……

(5)要端正健康的概念：生物医学模式一直以来所秉持的健康观是"无病即健康"。这种健康观使人们把注意力集中在生物学疾病的防治上，认为医学的最终目的就是要彻底消灭生物学疾病。1948年世界卫生组织对健康所下的定义是："健康不仅仅是没有疾病或虚弱，而且包括在躯体、精神和社会适应方面的完好状态"。1977年Engle提出了生物-心理-社会医学模式，认为健康至少应该包括以下三个方面的内容：①躯体方面的健康，即保持躯体功能的良好状态，没有不能被治愈或被控制的疾病，没有不能康复的躯体残疾，没有持续的不适或虚弱，生理需要得到基本满足；②精神方面的健康，内心没有严重的矛盾冲突而影响个人的情绪和行为，个性能得到自然发展，并且能适应社会生活的要求，能自如地应付各种紧张状态，能适应各种变化，并对变化做出适当的反应，没有不良的行为方式和生活习惯，没有明显的精神活动异常；③社会方面的健康，能适应社会道德、文化准则和行为规范的要求，能在社会生活中保持积极向上的精神状态，没有明显影响身体健康的社会关系冲突，能有效地利用各种社会资源，并能在社会生活中满足个性发展和自我实现的需要。

(二)全新系统论是其方法论的基础

1.部分与整体

人作为一个整体，是生物体、心身统一体和社会成员这三大部分的有机结合体，但绝不是这三大部分的简单相加,这三大部分的相互联系和相互作用以及人的生活目的是人这一整体的根本特性,分别对这三大部分进行研究是深入认识人的特性的基础,如果不研究这三大部分的相互联系和相互作用以及人的生活目的,那就无法从根本上把握人的本质。同样,人的生物体是由神经系统、内分泌系统、循环系统、呼吸系统、消化系统等构成的,但绝不是这些系统的简单相加。分别研究这些系统是认识人这一生物体的基础,但无法代替对人这一生物体的整体研究。人和病人是医学研究的主要对象,因为疾病是人的疾病,健康是人的健康,研究脱离人的疾病和健康是毫无意义的。医学要为有病的人提供服务,而不是为有病的器官和系统提供服务。生物医学已经对人的器官、系统以及器官系统的"疾病"进行了深入的研究,并建立了许多有效的诊断和治疗方法。然而,生物医学的研究和服务却把作为整体的人排除在外,只见疾病不见人,只懂疾病不懂病人,只治病不治人,这种方法虽然也取得了一些局部的成功,但是却在整体上走进了死胡同。全科医学则强调要在生物医学对部分进行研究的基础上,在人的整体水平上来研究疾病和健康,强调要理解疾病,首先要理解人,理想的服务最终要落实到人。生物医学与全科医学的关系恰恰体现了部分与整体之间对立统一的辩证关系。

2. 分析与综合

分析和综合是科学研究的两种基本方法,与整体和部分之间存在对立统一的辩证关系一样,分析和综合之间也存在对立统一的辩证关系。

分析就是把整体分解为部分加以认识,认识部分是分析的主要任务。客观世界是处于相互联系之中的,但人们为了深入认识部分,同时也是为了更好地认识整体,就不得不把特定的系统整体从普遍联系中暂时划分出来,分门别类地、孤立静止地加以剖析。

分析和综合是辩证统一在一起的,单纯强调某一方面都是片面的,综合是在分析基础之上的综合,综合离不开分析。而分析也是为了综合。没有分析就不可能有综合,而没有综合,分析就丧失了它的最终意义。分析和综合是有一定层次和水平的,因为任何部分、要素在较低级上都是一个整体,因此分析之后一定要有综合。而任何整体都是由部分构成的,综合之中一定有分析。生物医学着重于在分子、细胞、组织、器官、系统水平上对疾病进行研究,主要进行的是分析研究,但也有在分子、细胞、组织、器官、系统水平上的综合性研究。例如,在分别对 DNA、mR-NA、tRNA、rRNA 的结构与它们在机体蛋白质生物合成中的作用进行分析研究的基础上,把几种核酸的作用与蛋白质、氨基酸的合成结合起来,以整体上认识蛋白质生物合成的机制与过程。全科

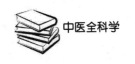

医学着重于在生物医学、行为医学、社会医学对疾病和健康进行分析研究的基础上进行综合性的研究,即在人的整体水平上来研究疾病和健康。

3. 还原与整体

还原论和整体论代表着两种既对立又统一的思维方式和方法论。在医学的整个发展过程中,始终贯穿着以上两大理论与方法论体系的相互角逐,是医学科学螺旋式向上发展过程中的两个既对立又统一的方法论体系。

还原论是一种片面强调分析和归纳的、机械的、静止的、形而上学的方法论。还原论的分析归纳法是一种只见树木不见森林的方法论,它在科学发展的初期对科学的进步来说是必不可少的,因为这种方法可使人们对事物的认识不断深入。而当科学知识积累到一定程度,人们的认识由一个个点发展到需要进一步弄清这些点之间的联系,而要把个别的知识综合起来时,还原论的纲领就明显表现出局限性和片面性。现代的医学还原论是生物医学模式的方法论基础,它认为疾病可用分析、归纳的方法去研究,疾病是一种孤立存在的、几乎可以脱离患病的人及其社会背景的自然实体;在诊治过程中,医生通常是一个独立的观察者,而病人却是一个被动的接受者。系统哲学家拉兹洛指出:还原论与系统的整体论"两种思维都难免有不足之处,后二种用信念和洞察代替了翔实的探索,前一种牺牲了融会贯通以换取条分缕细"。

4. 全新整体观

系统整体论是建立在一般系统论基础之上的整体观和整体性的方法论,它吸取了传统整体论从整体上看问题的长处和还原论深入分析的优点,注意克服这两者各自的片面之处,并试图将两者有机地结合起来,从而实现了部分与整体、分析与综合的辩证统一。

(1)医生的服务对象是病人:病人是人,而不是一架需要修理的机器或进行药物反应的容器,人是有生命的,生命属于一个人只有一次,人的生命是无价的。特殊的服务对象和挽救生命的特殊使命要求医生必须具备特殊的职业道德。古人云:医乃仁术。良好的医德是一个医生获得成功的基础。培养良好的医德是培养一个优秀医生的关键。

(2)人是有感情和需要的:病人有比健康的人更复杂、更特别的感情世界和需要。病人希望得到医生的关心和同情,要求医生在感情上与之产生共鸣,接纳自己的感受和要求。因此,医生应该掌握娴熟的情感交流技术,以其丰富的情感体验与病人进行感情交流,使病人产生一种安全感、信任感和被认同感,并尽可能地满足病人各方面的需要。

（3）病人有和医生同样的尊严和权利：病人虽然需要得到他人的帮助，但仍然希望保持自己的尊严和价值，希望得到医生的尊重，并与医生建立一种平等交往的关系。病人有权决定对自身问题的处理方案，有权了解自身问题的原因、机制、严重性、预后以及医生采取某种措施的理由和利弊。全科医生应该认识到向病人作必要的说明、解释和保证的重要性，并与病人及其家庭共同制订解决问题的方案。

（4）病人具有主观能动性：如果病人仅仅被动、盲目地接受治疗，可能会由于对医嘱、病情的了解不够而明显降低对医嘱的顺从性以及治疗的效果，并可因此导致意外情况的发生。全科医生在大多数时间里扮演指导者和教育者的角色，应该对病人进行适当的教育，使病人及其家属成为维护健康和治疗疾病的积极合作者，也使他们掌握必要的自我保健知识和技术，让他们为自身的健康负责，这样才能增加病人对医嘱的顺从性，才能使医疗服务产生最好的效果和最大的效益。

（5）病人是一个完整的人：病人是一个完整的有机体，各器官系统之间、躯体与精神之间，以及个人与环境之间都有极其密切的联系，病人是一个不可分割的有机整体，同样，为病人提供的服务也是不可分割的。而过度专科化的医疗服务体系却已将医疗服务严重瓜分，打破了人的有机整体性，以致"头痛医头，脚痛医脚"，在实践中难以取得理想的效果。更何况我们现在所面临的问题往往涉及多个专科。

（6）病人共有个体化的倾向：专科医生对刚才看过的病人的特征可能了解甚少，而对病人所患的病却可以描述得很详细。对专科医生来说，疾病是千篇一律的，都由症状、体征和阳性的实验室结果构成，针对某一类疾病的治疗原则也大同小异。而对全科医生来说，每一个病人的问题都是不同的，因为每一个病人机体所处的环境不一样，同一疾病在不同的病人身上就会有不同的反应和意义。

第二节　中医全科医学的医学观

中医全科医学是在唯物论和辩证法思想指导下，将中医学与全科医学的哲学思想、基本理论、诊疗方法逐步融合，形成和发展起来的一门新兴学科。

整体就是指统一性、完整性和联系性。中医学十分重视人体自身的统一性、完整性以及人与外界环境的相互联系。全科医学则强调以人为中心、以家庭为单位、以社区为范围的诊疗思想和健康理念。中医学与全科医学在医学观上的相近之处，构成了中医全科医学观的核心。

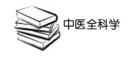

一、人体的整体性

(一)生理上的整体联系

中医学强调人是一个有机整体,人体由若干脏腑等组织器官组成,这些组织器官相互沟通,任何局部都是整体的一个组成部分,与整体在形态结构上有着密不可分的联系。而精、气、血、津液则是构成人体各脏腑组织器官共同的基本物质,分布和运行于全身,从而完成人体的功能活动。这其中的核心部分,就是五脏一体观。

中医学认为,机体的整体统一性是以五脏为中心,通过经络系统"内属于腑脏,外络于肢节"的联络作用,把六腑、五体、五官九窍、四肢百骸等全身组织器官联系起来,从而构成以心、肝、脾、肺、肾为中心的五个生理系统,共同完成机体统一的生命活动。五个生理系统之间不是并列的,心在五脏中居于主导地位,靠心的整合和主宰,各个系统才能体现出统一协调的整体性。

由于人体外在的形体官窍分别归属于以五脏为中心的五个生理系统,而这五个生理系统之间又存在着协调统一的关系,因而这些外在形体官窍的功能不仅与其内在相应的脏腑密切相关,而且与其他脏腑的功能也有联系。如肝主目,而《灵枢·大惑》又说:"五脏六腑之精气,皆上注于目",辩证地说明目之视觉功能不但与肝有关,与其他脏腑也有关。在这种整体观念基础上所体现出的五脏一体观,不但应用于生理,而且贯彻予病理、诊断、治疗以及预防保健各个方面,在中医全科医学诊疗过程中则有十分重要的指导价值。

(二)病理上的相互影响

中医学不仅重视从整体上分析人体生命活动的规律,而且十分重视把局部病理变化与整体病理反应统一起来分析病因病机。认为内脏有病,常常反映于相应的形体官窍,即所谓"有诸内,必形诸外"。因此,在分析形体官窍疾病的病理机制时,应处理好局部与整体的辩证关系。如肝阴血不足,可见两目干涩;心火上炎,可见口舌生疮;肾精不足,可见腰酸耳鸣等。五脏之中,一脏有病,常常波及他脏。如肝疏泄失常,不仅表现出胁肋胀闷等肝脏本身病变,而且常常影响到脾胃的功能,出现纳呆腹胀、呃逆暖气、便溏或馥泻等症。可见,在分析某一脏腑病机时,既要考虑到本脏腑病变对其他脏腑的影响,也要注意到其他脏腑病变对本脏的影响。

(三)诊断上的整体审察

由于各脏腑组织在生理、病理上的相互联系和相互影响,决定了诊察病人时可通过观察形体官窍、色脉等外在病理表现来分析内在脏腑的病理变化,从而对疾病作出正确判断。如舌通过经络直接或间接地与五脏相联系,舌相当于内脏的缩影,察舌即可诊察脏腑的病理变化。不仅察舌,而且诊脉,观面色、眼睛、耳郭、手掌、足底等,均可测知全身的病理变化。这种局部与整体的相互联系,与现代生物全息律的研究结果十分相似。现代生物全息律认为:生物体的某些局部的、外在的变化,可在相当程度上以一定方式反映出整体的、内在的情况。因此,中医通过察"颜"观"舌"等测知内脏病变的诊断方法,是在整体观念指导下的伟大创举,并由此形成了中医诊断学望、闻、问、切丰富的诊察内容。

（四）治疗上的整体调节

中医治疗疾病,主张从整体上加以调治。如肝开窍于目,肝和目的关系十分密切,故临床治疗眼科疾患常从调肝着手,每可获得满意疗效;心开窍于舌,心与小肠相表里,所以可用清心泻小肠火的方法来治疗口舌糜烂等病症。又如脱发、耳鸣、耳聋,多由肾精亏虚引起,可用补肾填精法治之,这是由于肾藏精,开窍于耳,其华在发。其他如"从阴引阳,从阳引阴;以右治左,以左治右"（《素问·阴阳应象大论》）,"病在上者下取之,病在下者高取之"（《灵枢·终始》）等等,都是整体观念在治疗原则上的具体体现。

（五）预防保健上的全面调养

中医学的"治未病"是中医全科医学最具特色的部分,在社区和农村卫生工作中占有十分重要的位置。在预防保健过程中一定要运用整体观念进行全面调养,一方面通过调畅情志、饮食起居、顺应自然、锻炼身体等措施以增强正气,提高机体的抗病能力,另一方面还需通过药物预防、避开邪气以防止病邪的侵害,从而达到未病先防的保健目的。患病之后,也需运用整体观念,采取早期诊治、防止疾病传变、先安未受邪之地等措施来防止疾病的发展与传变。当然,无论是未病先防、已病调养,还是病后康复,中医都很重视形神共养,最终达到"形与神俱,而尽终其天年"的保健目的。与此同时,中医保健还有健形以安神的养形方法,例如:导引、吐纳等气功养生,药膳、粥疗等食饵养生,"节阴阳而调刚柔"的房中养生,"顺四时而适寒暑"的四时养生,以及"食饮有节、起居有常"的作息养生,"形劳不倦""不妄作劳"的劳动养生等等。在此基础上,再结合现代健康教育的理论和实践,肯定会达到形神统一、延年益寿的预防养生保健效果。

二、形神统一观

全科医学打破了传统的身心二元论,将心理因素纳入医学的整体范畴,与中医学

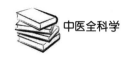

的"形神统一观"不谋而合,展示了生命科学真实的一面。中医学所指的形体,泛指脏腑经络、四肢百骸、五官五体、九窍腧穴,也包括精、气、血、津液等。而"神"则有广义和狭义之分。广义之神,是指人体生命活动的总体现或主宰者;狭义之神,是指人的精神意识思维活动,包括情绪、思想、性格等一系列心理活动。其中主宰思维、行使主观意愿、统率五脏六腑的"神"藏于心中,而其他主管潜意识、本能知觉等意识活动的"魂""魄"等分藏于五脏之中,故《素问·宣明五气》说:"心藏神,肺藏魄,肝藏魂,脾藏意,肾藏志"。中医学中的形神思想来源于哲学,同时又具有医学实践的特质。

形神统一观具有三个方面的含义,第一,神是更高级、更精微的精气,形与神本质上都是气,神必须依附于形才能完成所有的生命功能,形只有在神的主宰下才会有一切生命现象的产生;第二,当"神"表示为意识活动时,形神关系则表现为躯体与精神的关系,而正常的形体活动与意识活动是协调统一的;第三,当"神"表示为人体的生命活力时,形神关系则表现为形体脏腑气血与生命活力征象的关系,形气充则活力强、神采足,形气衰则活力弱、神黯淡。简单地说,形神统一观就是形体与精神的有机结合与统一。在活的机体上,形与神是相互依附、不可分离的整体,是脏腑气血运行、四肢百骸运动与相应的精神活动(如意识、思维、情感等)的有机统一。

形神统一观在治疗上的运用,主要体现在治形与疗神密不可分,但有"疗神以治形"或"治形以疗神"不同方法的侧重。疗神以治形:如果把"神"理解为生命活力的"神机",那么,疗"神"重于治形,因为所有针对治形的方法都仅仅是手段而已,一切治疗能否发挥作用,取得疗效,根本取决于患者"神机"的内应与否。

《黄帝内经》有"神不使"则"病不可愈也"的论述,强调要充分体察患者的"神机",做到依据病人"神机"的盛衰而随证施治;如果把"神"理解为精神情志,"疗神以治形"主要表现为从致病的情志因素出发,根据脏腑情志五行所属、相克乘侮规律,给予患者"五脏情志相胜"的中医心理治疗。治形以疗神:主要表现为方药、针灸的治疗,一如用人参、酸枣仁、茯神、龙骨等许多药物养精血或调形气以达到治愈精神疾病的作用。《伤寒论》《金匮要略》中的十枣汤、桃核承气汤、大承气汤、葶苈大枣泻肺汤、酸枣仁汤等方剂,针对气血、瘀浊、燥屎等,通过调治形体以达到安神愈病的目的。

三、人与环境的统一性

全科医学将社会因素纳入医学的范畴,可以说是现代医学的一场革命,或曰进步,或曰回归。中医学始终认为人体与外界环境也存在着对立统一的关系。环境是指围绕着人类的外部世界,是人类赖以生存和发展的社会物质条件的综合体,包括自然环境和社会环境。人生活在环境里,外界环境的变化可以直接或间接地、显著或不显著地影响到人的功能活动,迫使机体作出相应的反应。如果这种反应处于生理阈值之内,则表现为生理性适应;如果这种反应超过一定范围,或者虽作出了反应,但仍使机体无法适应外界的变化,便可能出现病理变化,甚至发展成为疾病。这就是中医学强调的人与环境的统一性,也是全科医学生物—心理—社会医学模式的具体体现。

1. 天人相应观

自然环境,即自然界,是人类生活、社会存在和发展的物质基础和必要条件。按其组成要素可分为大气环境、水环境、土壤环境和生物环境等。适宜的自然环境对人体健康有促进作用,而当自然环境剧烈变化,超过人体生理功能的适应范围时,影响人的健康,甚至引起疾病的发生。中医认为人和自然环境都源于气,都是阴阳二气相互作用的结果,是相互依存、相互影响的对立统一整体,这种物质的统一性决定了生命与自然运动规律的统一性。我们把这种人与自然界的和谐统一观念称之为天人相应观。

(1)季节气候对人体的影响:在四时气候变化中,中医根据五行学说把一年分为五季,并指出春温、夏热、长夏湿、秋燥、冬寒是一年中气候变化的一般规律,人体随着季节更替也相应地发生适应性的调节变化,使机体阴阳消长与季节气候与阴阳消长相和谐。四时气候与人体五脏功能之间相互通应,如肝气通于春、心气通于夏、脾气通于长夏、肺气通于秋、肾气通于冬等。自然界生物也同样表现出春生、夏长、长夏化、秋收、冬藏等相应的生理性适应过程。人亦不例外,如在不同季节中,处于生长发育阶段的青少年生长速度不一,身高的增长速度春夏明显比秋冬为快,这与中医学所说的机体活动有春生、夏长、秋收、冬藏等特点不谋而合。而随着季节气候的变化,四时脉象也相应地发生某些变化,如"春弦夏洪,秋毛冬石,四季和缓,是谓平脉"。

当然,人类适应自然环境的能力是有一定限度的。如果气候剧变,超出了人体的调节能力,或者机体的调节功能失常,不能对自然变化作出适应性调节时,人体就会发生疾病。有些季节性的多发病或时令性的流行病有着明显的季节倾向,如《素问·金匮真言论》说:"春善病鼽衄,仲夏善病胸胁,长夏善病洞泄寒中,秋善病风疟,冬善病痹厥",就提出了季节不同,发病也不一样的观点。一般来说,春季多温病(包括呼吸道传染病)、夏秋季多痢疾(包括消化道传染病)、泄泻(消化不良)、冬季多病伤寒。此外,某些慢性疾病如痹证、哮喘等,往往在气候剧变或季节更替时发作或加剧。

(2)昼夜晨昏对人体的影响:中医认为,不仅四时气候变化对人体生理功能有所影响,一天之内,昼夜24小时的阴阳变化也会对人体产生一定作用。古人将一日分为四时,朝为春、日中为夏、日入为秋、夜半为冬。虽然昼夜的寒温变化并没有四季那样

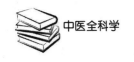

明显,但随着昼夜晨昏的规律性更替,人体的阴阳气血也进行着相应的调节,使人的功能产生了节律性变化,以适应昼夜时辰的改变。如;《素问-生气通天论》说:"故阳气者,一日而主外,平旦人气生,日中而阳气隆,日西而阳气已虚,气门乃闭。"就是说,人体的阳气白天运行于外,趋向于表,推动着人体的脏腑组织器官进行各种功能活动。早晨阳气生发,中午阳气隆盛,到夜晚则阳气内敛,便于人体休息,恢复精力。中医认为"阳入于阴则寐",这反映了人体在昼夜的阴阳消长过程中,其生理功能活动的适应性变化。如人的兴奋度、体温、呼吸、脉搏、血压存在着深夜低、白昼高的变化,与"阳气主昼"相符;而甲皱的皮肤温度和血流速度却与上述变化相反,夜里比白天高,与"阴气主夜"相合,阴气主营血,因此夜里血流比较旺盛。这些研究表明,人体生理上确实存在着昼夜阴阳消长的日节律。

在病理上,昼夜的变化对疾病过程也有一定影响。一般疾病,大多是白天病情较轻,傍晚加重,夜间最重,故《灵枢·顺气一日分为四时》有"夫百病者,多以旦慧、昼安、夕加、夜甚"之说。这是因为昼夜间自然界阳气的变化,致使人体内的阳气也相应表现出朝生发、午最盛、夕始弱、夜半衰的改变,从而影响到邪正斗争,使病情呈现出旦慧、昼安、夕加、夜甚的不同。通过大量的临床观察,发现很多疾病确实具有这一变动规律,特别是那些久病气血虚损之人,表现则更为典型。如结核病的发热和盗汗多在夜晚加重。咯血和气胸的发生也多在晚上。另外,哮喘、青光眼的疼痛、心脏病患者的心律失常和心衰也总是好发于夜晚的一定时间。

(3)地区方域对人体的影响:在自然环境中,生活环境是人类生存不可缺少的必要条件,主要由空气、水、土壤和食物等因素组成。因地理位置不同,人们的生活环境、地质环境、地域气候、人事地理等不尽一致,也可在一定程度上影响人们的生理功能和心理活动。如徐大椿《医学源流论·五方异治论》说:"人禀天地之气以生,故其气体随地不同。西北之人气深而厚…东南之人气浮而薄"。在我国,东南地势低平,气候多湿热,人体腠理疏松,体格瘦削,容易感受风、热、暑、湿邪的侵袭,多虚热体质;而西北地势高峻,气候燥寒,人体腠理致密,体格壮实,容易感受风、寒、燥邪的侵袭,多虚寒体质。这些变化都与地理区域的差异有关。人生活在不同的地理环境中,由于受环境的长期影响,逐渐在功能方面表现出某些适应性变化,一旦易地而居,环境突然改变,许多人初期往往感到不太适应,或生皮疹,或出现腹泻等,习惯上称为"水土不服"。但经过一定的时间,大多数人是能够逐渐适应的。

当然,地理环境与某些疾病的发生也有着密切的关系,特别是某些地方性疾病,其发病主要与环境中的地理因素相关,如地方性甲状腺肿,则与水土缺碘有关。另外,地域不同,人的体质不同,所患疾病的诊治亦不同。如金元医家张从正在阐述汗法禁忌时说:"南陲之地多热,宜辛凉之剂解表;朔方之地多寒,宜辛温之剂解之。"清代温病学家叶天士也在《外感温热篇》中说:"吾吴湿邪害人最广",故其用药遣方,十分注重南北差异,而对吴越江浙之人,则常以宣化湿邪为主。

(4)自然灾害对人体的影响:久旱酷热、水涝雪灾、地震等自然灾害,常常给人类的生存、生产和发展带来极大破坏,很多人因此而生病,或发生伤亡,并在人们心中留下难以抹去的阴影。其中,久旱酷热常易引起中暑、肠道疾病的发生;水涝雪灾常易引起冻伤、外感疾病的发生;地震则易引起外伤、精神类疾病的发生。众所周知,某些自然灾害的频繁发生与人类过度开发自然资源,忽略生态环境保护有关。如臭氧层空洞的形成与扩大,大气温室效应引起的全球气候变暖和海平面上升,正严重地威胁着人类社会的未来。如今,土地的沙漠化、热带雨林的消退,以及大批生物的灭绝,说明人类赖以生存和发展的生物圈日益恶化。中医类别全科医生有责任宣传保护环境与人类健康关系的重要性,普及卫生防疫工作。

2.社会和谐观

社会是人的社会,人是社会的人。人生活在复杂的社会环境之中,其生命活动时刻受到社会环境的影响。而社会环境是在自然环境的基础上,人类通过长期有意识的社会劳动,加工和改造后的自然物质、创造的物质生产体系、积累的物质文明等所形成的环境体系,是与自然环境相对的概念。社会环境包括政治、经济、文化等社会特征,以及人们的年龄、性别、风俗习惯、宗教信仰、婚姻状况等人群特征,以及生活方式、饮食习惯和爱好等。当人类处于良好的社会环境时,有力的社会支持、融洽的人际关系、愉悦的心理状态,可使人精神振奋,勇于进取,有利于身心健康,我们把这种人与社会的和谐有序状态,称之为社会和谐观。反之,社会环境因素的某些变动,会直接或间接地影响着人们的健康,甚至导致疾病的发生。

(1)社会进步对人体的影响:随着社会的进步,人们丰衣足食,居住环境日益舒适,更加有利于健康。加上人们日益重视自身健康,健康知识日益增长,知道如何养生,如何防治疾病。因此,人类的寿命随着社会的进步而延长。但是,社会进步也会给人类带来一些不利影响,如生活条件改善,人们摄取大量高脂肪饮食,交通便利,从而缺少运动,致使大量肥胖者出现,而肥胖又是诱发心脑血管疾病、糖尿病、脂肪肝等的元凶。又如大规模现代化设施的建设,使得人们不必再"动作以避寒、阴居以避暑",而是生活在人工营造的环境之中,夏季室外酷暑炎热;而室内冷气逼人,冬季户外冰雪凛冽,而屋内暖气融融。由手室内外温差悬殊,常使人体腠理汗孔骤开骤闭,开闭无

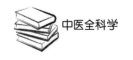

常,日久人体正常生理功能遭到破坏,失去其特定的内外环境的稳定性,久之也会产生疾病。

特别是人类在生产、生活过程中产生的有害物质,如噪声、废气、废水、废渣等,危害着人类的健康,某些过敏性疾病、胎儿畸形、肿瘤、地方性甲状腺肿、氟中毒、克山病、大骨节病等均与环境的污染有关。因此,在社会进步的同时减少污染,保护人类生存环境,也具有十分重要的现实意义,同时也是医学研究的课题。

(2)社会习俗对人体的影响:习俗,是指人类社会在发展过程中经长期沿袭而形成的风尚和习惯。习俗的形成和沿袭与地区种族、信仰等因素密切相关。随着当代医学科学的发展,人们发现,人类的很多疾病亦与风俗有着密切的关系。如有的地方每逢喜事常饮酒作乐,人们患肝胆疾病的概率往往比不喝酒的人要高得多;有的地方喜食腌腊制品,胃肠疾病尤其是胃肠肿瘤的发病率会明显上升;有的地方人们喜欢贪冷露宿,患风湿类疾病的人就较多。可见,社会习俗与某些疾病的发生密切相关。

(3)社会治与乱对人体的影响:社会的治或乱,对人体的影响非常大。社会安定,人们生活规律,抵抗力强,病少而轻,寿命也比较长。若社会大乱,战争频繁,人们生活不规律,抵抗力下降,各种疾病皆易发生。战争使人们流离失所、饥饱不常、劳役过度、瘟疫流行,导致人群大量死亡者不计其数。如东汉末年,由于战火绵延、天灾频繁,结果疫病流行,到处都是"白骨露于野,千里无鸡鸣"的惨状。张仲景在《伤寒杂病论·序》中记载,他的家族原有200多人,自汉献帝建安元年(公元196年)以来,不到10年时间,就有三分之二的人因战乱、疾病而死去。

(4)社会关系和社会地位对人体的影响:在社会活动中,人与人之间的关系是心理性的。由于人体不断接受各种外界信息的刺激,就会出现一定的心理感知和反应。每个人的社会行为都是与他人相关的,比如友谊、爱情、仇恨、嫉妒等等,这些个体与个体之间或个体与团体之间的心理反应,便构成了社会心理。不同的社会心理环境,对人体产生不同的影响。如《素问·上古天真论》说:上古之人"美其食,任其服,乐其俗,高下不相慕,其民故曰朴……所以能年皆度百岁而动作不衰",表明和谐的社会心理是健康长寿的重要因素。但是,现代社会发展迅速,社会竞争日益加剧,人们为改变和维持既定社会地位,不可避免地参与各种竞争,竞争就容易导致人际关系复杂、物质利益分配不均等。这种过度紧张的生活节奏,使得现代人精神紧张、情绪躁动、心灵疲惫、焦虑不安,引起机体阴阳气血失调,从而出现慢性疲劳综合征、抑郁症等疾病。

个人的社会经济和政治地位改变,势必带来物质和精神生活上的变化,这对人的心身功能的影响很大。《医宗必读》指出:"大抵富贵之人多劳心,贫贱之人多劳力;富贵者膏粱自奉,贫贱者藜藿苟充;富贵者曲房广厦,贫贱者陋巷茅茨。劳心则中虚而筋柔骨脆,劳力则中实而骨劲筋强。膏粱自奉者脏腑恒娇,藜藿苟充者脏腑恒固;曲房广厦者玄府疏而六淫易客,茅茨陋巷者腠理密而外邪难干。故富贵之疾,宜于补正;贫贱之疾,利于攻邪。"强调了社会地位的不同可造成身心功能上的众多差异,各有利弊。所以,古人主张不要把贫富、贵贱看得太重而影响健康。故《素问·上古天真论》说:"恬淡虚无,真气从之,精神内守,病安从来"。

综上所述,随着科学的发展,社会的进步,中医全科医学应进一步发择整体医学观的思想,在社区诊疗,养生保健过程中突出中医全科医学的特色,达到上知天文、下知地理、中晓人事、治病不失人情的境界,为社区、为基层群众的健康事业服务。

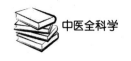

第三章　中医全科医疗的服务模式

中医全科医疗服务是面向个人、家庭、社区的服务,以整体观念为主导思想,辨证论治为诊治特点,将生物—心理—社会医学模式积极运用到临床,建立以人为中心、以家庭为单位、以社区为基础,维护和促进整体健康为目标,提供长期负责式照顾,连续、综合、便捷的基本卫生服务体系,其服务模式注重整体照顾与个体性的统一,防治并举、简便验廉。

第一节　以个人为中心的服务

个人是指社区中的全体居民,包括健康人和病人。健康人是指在身体、精神、社会适应能力方面处于完好状态;而不仅是没有疾病或虚弱的人。它涉及人的躯体、心理和社会道德方面的整体健康,病人是指处于疾病(disease)、疾患(illness)、患病(sickness)状态的人。疾病(disease)是在一定致病因素作用下,人体稳定有序的生命活动遭到破坏,出现功能代谢和形态结构的异常变化,存有生物学上的异常,从而表现为一系列临床症状和体征的生命过程。疾患(illness)是疾病前期机体的不适感,可表现出一定的症状和体征,也有可能仅仅是心理和社会方面的失调,不一定有生物学意义上的改变,主要依靠个体的自我感觉和判断,即机体的亚健康状态,患病(sickness)是一种社会地位和状态,即被他人认可处于不健康的状态,如真正处于疾病、疾患状态的人,或因某种原因"诈病"需要免除社会责任、需要休息或需要医护人员照顾的人。以上三种情况可以单独、同时或交替存在。

中医学认为人体的疾病、疾患、患病状态多为机体在内外环境的多种因素相互作用下出现的整体失衡、阴阳失调、气血津液代谢失常等反应。因而在治疗上,《素问·疏五过论》,提出"圣人之治病也,必知天地阴阳,四时经纪,五脏六腑,雌雄表里,刺灸砭石、毒药所主,从容人事,以明经道,贵贱贫富,各异品理,问年少长,勇怯之理,审于分部,知病本始。八正九候,诊必副矣。治病之道,气内为宝,循求其理,求之不得,过在表里。"可见人体本身是一个有机整体,五脏一体、形神合一,并且人与自然环境、社会环境关系密切,要保障人体的健康,使之"阴平阳秘,精神乃治",这就要求医者要"上知天文,下知地理,中知人事……"暗合了中医全科医疗服务整体性和个性化相融的特征,即多从生物-心理-社会角度来考察和解决个人的健康问题,诊疗上以问题为目标,强调在整体观念的指导下,采用适宜技术,直觉领悟,司外揣内,揆度奇恒,辨证求因,审因论治,审因时除了解发病过程中可能作为致病因素的客观条件外,还要运用基本接诊技巧,全面收集症状、体征,系统地了解个人背景资料,多从病人期望与需求角度分析病人的就医原因,以期更利于个人健康维护。

一、了解背景资料

中医全科医疗提出了以个人为中心的服务理念,其核心内容就是理解病人,服务于病人,满足病人的需求,预防疾病,治疗疾病,保障健康。理解病人的基础是了解病人,了解病人必须基于较完整的背景之上。而要全面地了解相关背景资料,就需要全科医生与病人建立起朋友式的医患关系,提供连续性服务,深入收集与积累,记录在健康档案中。还要让病人知晓全科医生对背景资料感兴趣,因为这有利于帮助解决病人的健康问题。由于全科医疗中遇到的大多是疾患或早期未分化的疾病,而且多受心理、社会等多因素的影响,所以,完整的背景包括个人背景、个人所在家庭的背景、家庭所处的社区背景以及社区的社会背景。

个人背景包括性别、年龄、民族、职业、婚姻状况、籍贯、爱好、文化修养、政治地位、经济状况、价值观念、宗教信仰、人际关系、社会支持网络、性格、气质、能力、抱负、潜意识矛盾、生活挫折、防御机制和社会适应状况等。

家庭背景主要包括家庭结构、家庭功能、家庭生活周期、家庭资源、家庭角色、家庭关系、家庭交往方式、地理位置、居家条件、主要生活方式等。

社区影响健康的因素包括社区的社会制度、政治和经济状况、种族、文化、习俗、宗教信仰,以及社区自然环境、社区资源、社区功能、社区服务网络、社区意识、社区关系、社区的影响力等。

中医全科医生要从宏观整体角度来观察个人健康问题的背景及个体所表现的特异性。例如,《黄帝内经》中详细地描述了人的气质、行为、能力、体质和体型的分类特征及相互间关系,以及这些因素与疾病的发生、诊治的关系。在《灵枢·阴阳二十五人》中依据五行将人分为"五形人",就个性特征而言"木形之人"的能力是"好有才";"火形之人"的性格是"多虑";"土形之人"的价值观是,"不喜权势";"金形之人"的气

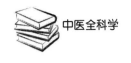 中医全科学

质是"静悍";"水形之人"的态度是"不敬畏",侧重点各不相同,适应四季状况不同,因此,"五形人"的求医行为也各不相同。

正如医学之父希波克拉底所说:"了解你的病人是什么样的人,比了解他们患了什么病更重要。"完整的背景,不仅有助于全科医生理解病人,更好地服务于病人,维护健康,而且还有助于分析病人的求医原因。

二、分析求医因素

《医学源流论》说:"凡人之所苦,谓之病;所以致此病者,谓之因。"《三因极一病证方论》说:"凡治病,先须识因;不知其因,病源无目"。病人就诊的原因不仅仅是疾病的严重性,它更涉及病人对症状的理解以及功能障碍对病人的影响和意义。研究发现,出现症状后,30%~40%的人不理会这些症状,30%~40%的人会采取自我保健措施,10%~20%的人会征询亲戚朋友的意见或寻求民俗治疗,仅5%~20%的人寻求专业性的医疗服务。从不同层次的医疗保健部门求医人群分析,人们产生就医行为的类型分为主动求医型和被动求医型。McWhinney在《超越诊断》中描述了促使病人就诊的七大原因:①躯体方面的不适超过了忍受的限度;②心理上的焦虑达到了极限;③出现信号行为,如病人认为发现了一些可能与疾病有关的症状或体征等信息,希望与医生一起讨论或做出诊断;④出于管理上的原因,如就业前体检、病假条、医疗证明、民事纠纷等;⑤机会性就医,如病人仅仅因其他原因有机会接触医生,而顺便提及自己的某些症状,机会性就医常可以发现一些早期的疾病;⑥周期性健康检查或预防、保健的目的;⑦随访,如病人应医生的预约而就诊,主要为一些慢性病患者。可见促使病人就诊的原因主要是生物学的原因,其次是心理性原因、社会原因。影响求医行为的因素主要源自病人的疾病因果观和健康信念模式,病人的多层次的需要,患病体验、痛苦感受等以及相关的家庭因素和社区因素对患者的影响。

(一)健康信念模式

健康信念模式是病人在其自定义健康概念的基础上反映出来的对自身健康的关心程度,主要涉及求医行为的价值和可能性。它存在两个主要影响因素,一是对疾病威胁的感受,包括疾病严重性及个人的易感性;二是对保健行为带来利益的认识,一般认为某个特定疾病的威胁较大而采取求医行为所产的效益很高,则个人就可能求医,以获取适当的预防或治疗等措施;反之,则可能不会求医。这两方面个体化的影响因素又会受到来自社会与自然等修正因素的影响,如年龄、性别、种族等人口学特性影响;人格、社会地位、同辈及相关团体压力等社会心理因素影响;医生、家人或同事的告

诚及宣传媒介的诱导等他人行动的提示,以及以前与疾病的接触经验和获得的知识等建构因素影响。可见健康信念模式与求医行为直接相关。珍惜健康的人常因轻微的症状而就诊,而忽视健康价值的人却往往延迟就诊,延误治

疗时机。因此,全科医生应该了解病人对自身健康的关心程度,及其对有关疾病严重性和易感性等问题的认识程度。此外,健康信念模式还会影响病人对医嘱的顺从性,影响病人与医生的合作程度,同时也影响病人对疾病的焦虑程度和应对方式。

家庭成员中个人的健康信念模式可相互影响,如病人的求医行为常常受其配偶或父母的健康信念模式的影响。帮助病人建立正确的健康信念模式是维护个体健康的重要基础。应该让病人认识到,拥有健康是人生的最大财富,个人应该对自己的健康负责,珍惜和努力维护拥有的健康,并积极采取促进健康的措施。

中国传统文化蕴含着十分丰富的健康学思想,中华民族之所以能够在几千年的繁衍中生生不息,一脉相承,与儒家、道家、释家,抑或是中医独特的健康文化氛围是分不开的。儒家比较重视人类社会的健康、和谐、稳定的发展,道家孜孜以求的恬静淡泊、随心所欲的境界,是心理健康的重要标志,也正是道家对现代健康学的重要贡献;释家在阐述身体健康与心理健康的关系时指出,内心的宁静与寿命的长短有密切的关系,心灵越宁静,寿命也就越长;中医学则认为人体健康的标志为"阴平阳秘",即阴气平顺,阳气固密,各脏腑组织之间,以及人的生命活动与外界环境之间维持相对的动态平衡,即可以进行正常的生理活动,《黄帝内经》将此健康状态的人称作"平人"。直贯古今,可以发现中国传统文化,尤其足中医发病观对个人健康信念模式构建产生了一定的影响;从而也影响了令人求医行为。临床调查发现:有不少人在医院检查后尽管未发现疾病,但仍然认为个人存有健康问题,常常求助于中医,期望给予治疗。由此可见,在生物医学模式中,健康目标是由疾病或生理缺陷来确定的,诊断和健康目标十分相似。其治疗目标诸如治愈或缓解,而以病人为中心的医学模式和中医学却意识到健康的相对性,设定目标时必须衡量每一个病人的客观需要和主观愿望,以便清楚地确定切实两可行的、特定的、医患双方都同意的健康目标,鼓励病人尝试达到其最佳健康状态的机会。

(二)疾病因果观

疾病因果观是指病人对自身疾病的因果看法,是病人解释自身健康问题的理论依据,受个人文化、家庭、宗教和社会背景等因素的影响,病人通过医生、朋友、家庭成员、书籍等渠道收集信息,使自己具备了一定的医学保健知识,并能认识机体亚健康或患某些疾病的信号,根据个体性的疾病因果观,产生相应的求医动机与求医行为。如果

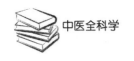

个人认为自己的健康问题是由生物因素引起的,就会要求医生开具药物;如果个人认为自己的健康问题是由精神紧张引起的,就会要求医生提供解除精神紧张的方法;而如果个人认为自己的健康问题是由鬼神附体引起的,就会求助于巫医。不健康的疾病因果观,可能会导致病人过度求医、或拒绝求医等不良就医行为。

医生若不了解个人的疾病因果观,就无法正确认识个人求医的主要原因,无法正确理解个人陈述问题的方式以及症状的真实意义,也容易漏掉一些重要的资料。由于疾病因果观与个人的文化背景、信仰、家庭因素等多因素相关,个体性的疾病因果观的改变与重建都需要时间来磨合,甚至还存在难以转变的情形。因此,全科医生有必要在了解个人疾病因果观的基础上,对个人作详细的解释,争取在疾病因果观上与个人取得一致,减少不健康的就医行为。如全科医生可以通过与个人讨论主要问题,如病因、时间、严重性、预后、影响、担忧和治疗,从而了解病人的疾病因果观:你认为自己得的是什么病? 你认为得病的主要原因是什么? 这个问题困扰你多久了? 你觉得问题有多严重? 你认为问题如果不处理会有什么后果? 患病给你带来了什么样的不便? 你害怕什么? 你想接受怎样的治疗? 需要关注的是,个体化的疾病因果观在各类传媒的宣传、社区广泛而持久的公共卫生教育及医生、家人正确的疾病因果观影响下可能会由量变到质变,因此,中医全科医疗服务要从个人、家庭及社区入手,真正体现全科医疗中预防、治疗、保健、康复、健康教育、计划生育六位一体的服务。

(三)患病体验

患病体验指病人经历某种疾病时的主观感受。从社会学角度分析病人的患病过程,一般分为十个时期:①觉察到一些不连续的身体功能障碍;②感觉到一些不连续的疾病症状;③尝试某种形式的自我保健;④利用家庭内可得到的内部资源;⑤利用某些非专业的外部资源;⑥求助于职业性非医疗资源;⑦求助于医生;⑧诊断与评估;⑨制订和实施处理计划;⑩治愈或成为慢性疾病或死亡。

一般患病体验主要表现为七个方面:①精神与躯体的分离感。②孤独感与无助感:这种与世界失去联系的感觉,是病人产生失去独立和失去控制自身或他人能力的感觉,最后产生一种深刻的悲痛感,病人体验到孤独、依赖之悲哀、愤怒、内疚和自责。愤怒可以投射到医生或其家人身上,表现为无端的指责。③恐惧感和焦虑感:合理的恐惧主要来自严重的疾病,而不合理的恐惧和焦虑常来自微小的疾患,与病人对疾患的错误理解有关,是病人常有的体验,与疾病的严重性无关。④对健康充满羡慕:失去健康的人大多对健康充满了羡慕,对医生来说这是一个实施健康教育的最好时机。⑤疾患可以损害理性的本能并容易被激怒:病人在患病后感到烦躁不安,无法集中注意力,无法保持内心的平静,难以接受混乱不堪的现实,很容易被激怒。最讲理的人也可以变成不讲理的人。全科医生要理解和容忍病人的易激惹的情绪,促使病人利用自己的力量去控制和维持内心的平衡。⑥失去时间变化的感觉:由于人体的自然节律,如饮食、睡眠、工作、休息的节律都被打乱了,病人往往感觉时间是缓慢流动的或凝固的,延长了病人体验痛苦的时间。⑦拒绝接受症状并由此产生紧张心理:如慢性病患者所出现的症状和体征并非一过性的,病人必须带病生活一段时间甚至终身。拒绝接受症状会增加病人对症状的敏感性,把过多的注意力集中在症状上,不利于适应带病生存的状态,而病人一旦接受症状后往往紧张也就解除了。

疾病带来的痛苦体验是非常个体化的体验,一种总体的感觉,它只是疾患的一个方面,而不是疾患本身。疾病或疼痛、不适等引起的痛苦程度往往与许多个人方面的因素有关。痛苦常常包括肉体的痛苦、精神的痛苦和道德的痛苦三个方面,在临床治疗上经常只关注缓解病人肉体上的痛苦,而忽视了肉体、精神和道德的痛苦相互交错。如果疼痛是慢性的,或疼痛的原因不清楚,或病人感觉到疼痛无法被控制,则疼痛引起的痛苦较严重。如果病人的疼痛还没有被一种疾病诊断所证实,如果亲属或医生对疼痛的真实性表示怀疑,病人将遭受更多的痛苦。痛苦的程度还依赖于病人对疾患意义的认识和评价,因自己的原因而造成的疼痛或残疾将引发更严重的痛苦,而最严重的痛苦是替代性的痛苦,即看到自己所爱的人因自己的过失而遭受痛苦时,将产生极度的痛苦。需要与痛苦区分的是疼痛,疼痛可以被有效地药物或医疗措施所控制或缓解,但医生却无法保证病人不受痛苦。医生所能承诺的是对病人的痛苦保持敏感并表示关心或同情和支持。

（四）患病行为

病患角色(Sick Role)是与疾病被确诊相关联的。一个人一旦被确诊为疾病时,他就在社会上扮演了病人角色,出现相应的疾患行为。如一位中年男性肺癌患者,手术后半年复检时发现新转移灶后,服用大量安眠药,自杀身亡,经检查认定手术成功,术后给药合理。实际上,如果我们完整地了解病人,就能理解疾患对病人所包含的意义以及随后出现的疾患行为,该患者死亡原因是肺癌术后丧失工作机会,家庭经济困难,妻子携子与之离异,唯一感情依靠母亲因操劳过度死于意外事故,病人丧失了生活的希望,对健康采取漠不关心的消极态度所致。由此可见,疾患对病人生活的影响往往是多方面的,包括:①危及躯体功能甚至生命,威胁机体的完整性;②搅乱生活规律或正常活动受到限制;③造成了经济拮据或社会地位的改变;④导致某些关系受到威胁或破裂,如恋爱、婚姻关系或工作关系等;⑤威胁个人的生命;⑥导致生活意义的丢失;

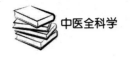

⑦打断重大人生计划。

总之,患病体验、痛苦感受和疾患行为都是影响求医的主要因素,同种疾病在不同的个体上患病体验、痛苦感受和疾患行为各不相同,不同的疾病可能在个体上表现出相同的患病体验和痛苦感受。因此,在临床上要加强审症求因,坚持辨病与辨证相结合的诊治思路,辨析该病目前处于病变的哪一阶段或是哪一类型。依据个人的临床表现,随证施治。

(五)病人角色

病人角色是指从常态的社会人群中分离出来的,处于病患状态中,有求医行为和治疗行为的社会角色。当人患病之后,其社会身份与角色就开始发生改变,并被要求表现出与病人角色相符合的行为,从而具有一定的特殊义务和权利。

病人角色赋予其病人的权利和义务:①解除或部分解除病人在健康状态时的社会责任的权利。病人受到社会的照顾,得到治疗和休息的机会,减轻病人的生理心理负担,体现出病人作为社会人的基本权利。②受到社会的尊重与理解的权利:理解病人在病态下的身体与心灵上的痛苦,对于那些病态下的心理变化给予理解、帮助,减轻他们的痛苦体验,这正是病人的社会人格所需要的。③及时就医、争取早日康复的义务。病人要为社会公共利益着想,及时寻求医疗帮助、解决病态,特别是传染病的病人,控制传染、及时治疗的问题,已经涉及社会公共利益,病人必须求医,并应寻求社会承认的正规医疗方式,这是病人的社会责任相应尽义务。④遵守医疗保健部门有关规章制度的义务。如遵守医院的就诊、住院、探视等规章制度,以维护医疗保健服务的秩序和质量。总之,病人角色的首要义务就是要寻求帮助、积极求医。

三、理解病人期望

病人总是带着期望来就诊的,病人对医疗服务的满意度实际上主要取决于病人期望被满足的程度。通常是病人的期望值越高,就越容易产生不满和失望。了解病人的期望,有助于医护人员有针对性地不断改善自己的医疗行为和服务技巧。全科医生需从生物—心理—社会的角度整体上理解病人的各种个体性和期望,并合理地满足病人的期望。

(一)理解病人对医生医疗技术的期望

病人对医生医疗技术的期望是第一位的,病人总是期望医生能准确迅速地做出医疗诊断,药到病除。病人不希望听到医生说"你的问题不属于我这个专科","你的病我看不明白"或"你的病我已经没有办法了"之类的话。病人期望通过就医得到的结果是:自己的病情是清楚的,诊断是明确的,处置是得当的,效果是明显的。

(二)理解病人对医生服务技巧与态度的期望

病人总是期望医生能说服自己,让自己了解问题出现的病因病机,并有机会参与讨论,发表自己的意见和看法,最后能与医生一起决定处理问题的方案。当病人的期望与医生的能力和原则相矛盾时,应及时了解病人及其家庭的需求,耐心地加以解释。

(三)理解病人与医生建立起朋友式的关系的期望

由于医生所处的权威和决定者的位置,使病人无法与医生进行平等的交往,而病人在感情上又有许多特殊的需要,病人希望与医生进行感情交流,成为朋友,建立互相尊重、互相关心的平等关系,以增强自身的安全感和战胜疾病的信心,所以医生的感情支持是病人康复最有效的动力。

(四)理解病人有发挥自身的主观能动性的期望

病人往往因专业知识受限而处于被动接受者的地位;这就增加了盲目遵医带来的治疗的危险性,降低治疗的效果。全科医生通过教育、咨询和帮助,充分调动病人的主观能动性,使病人发挥自我康复的潜力,有效解决自身问题,使其享受平等医学帮助的医疗服务权和自主选择权,享受医疗活动的知情权和同意权,享受保护个人秘密的保密权和隐私权。病人有选择就医场所、就医对象、就医方式的权利,应推广采用"医生建议,病人决定"的医疗服务方式,病人有权接受或拒绝某些常规或特殊诊疗措施的实施;并有权知道自己的接受和拒绝行为可能产生的良好或不良后果。医生有权对其耐心劝说解释,但不得强迫。对违背病人意愿进行的临床试验,病人有权拒绝。

(五)理解病人对医生提供帮助的期望

有时病人也需要医生提供其他方面的帮助,如开具假条、疾病诊断证明和进行体检等。在疾病诊治过程中,病人有权要求对所有和自己有关的生理心理状态、病情讨论、病程记录、医疗方案等加以保密。即使某些信息并不直接与病人相关,也应征得病人同意后方可公开,更不允许以病人的生理缺陷或隐私秘密当作谈资。

(六)理解病人对医生高尚医德的期望

病人就医往往最直接的愿望就是希望医生工作认真、耐心和蔼、情操高尚、平等待患;自己能与医生平等轻松地交往,让医生充分倾听自己的诉说,与医生建立起朋友式的互动关系。医生任何的含糊其词、随意、拖延、试探或推辞等行为,都会使病人感到不愉快和不被接受,从而丧失与医生合作的基础。作为医生要理解病人对医生的人格和医德的期望。

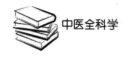

（七）理解病人对医疗条件和医疗环境的期望

在接受医疗帮助过程中，病人希望医疗服务的软硬件服务质量都能满足自身的需求。如病人希望就医环境舒适隐秘，就医流程简捷合理，候诊时间尽量缩短，诊治结果明显有效，希望使用最先进的医疗设备、药物和新技术，期望在较低的消费水平上享受更完善的医疗服务等。

四、尊重人的需要

人的需要是人的生命活动的内在规定性和存在方式，心理学家马斯洛把人的基本需要分为从简单到复杂、从低级到高级发展的五个层次，即生理需要、安全需要，爱和归属的需要、尊重需要、自我实现的需要。

（一）尊重人的生理需要

生理需要是人类最基本的需要，是机体的本能反应，如饥饿、性欲、疲劳、睡眠等；也是维持人类生命、生长发育的基础。人的求医行为与生理功能失常，不能满足个人的生理需要密切相关。对病人来说，保持躯体的完整性和生命系统正常运转是就诊的第一需要，因健康问题就诊的病人的第一需要就是解决生理需要问题。

（二）尊重人的安全需要

当个人生理需要得到相对的满足后，安全需要就成为首要的需要，既有对稳定、依赖以及免受惊吓、焦虑和混乱折磨的需要，也表现出对体制、秩序、法律、界限的需要及对保护者实力的要求。病人都希望在一个安静、有序、洁静的有安全感的医院就医，并要求医生要有高度的责任感和细心诊治、耐心说明的工作态度。安全需要决定了病人对医院和医生的选择。它不仅影响病人的就医行为，而且与病人的症状、治疗、康复有着密切联系。如一些医院因医疗事故频繁发生，病人觉得没有安全保障，而出现门诊病人就诊量下降的情况。部分病人因不安全感而表现出疼痛、焦虑、失眠或躯体功能障碍。要增强病人的安全感，就要求医护人员建立镇静自信、认真负责的态度与言谈举止，准确的诊断和令人信服的治疗措施以及恰当的医患沟通和良好的医患关系。

（三）尊重人的爱和归属的需要

爱的需要是指个人有同他人保持一种充满深情和厚爱的关系的渴望，给予他人爱的同时，也接受他人的爱。归属的需要是指个人渴望在家庭和社会团体中有一席之地并为达到这个目标而努力。病人对爱的需要往往会直接投射到医护人员身，希望与医护人员建立一种充满爱的关系，希望能被医护人员所接受，得到医护人员的爱护和帮助。同时,病人也希望在适当的时候报答医护人员,这种需要的满足对病人来说是一种有效的治疗和支持。全科医生应该充分认识到病人对爱、感情交流和相互接纳的需要。

（四）尊重人的自尊的需要

自尊的需要指人都有一种对于自尊、自重和来自他人的尊重的需要或欲望。满足自尊的需要,就让人获得一种自信,让人觉得自己有能力、有价值、有位置、有用处,是不可或缺的,这是健康必不可少的心理状态。而病人往往因病而丧失了某些能力,处于自卑或被动地位,反而增加了对自尊的需要,医生的重视和尊重的态度,可以增加病人对就医的信心,有利于病人的治疗与康复。

医生的职业性质决定他的任务就是保护和抢救人的生命。病人作为一个特殊的人,在感情上也有许多特殊需要,感情支持是病人康复的有效动力。病人和医生具有同样的尊严与权利,但在现实生活中,医生往往扮演权威和决定者角色,这使病人无法与医生进行平等的交往,病人的尊严和权利也就无法得到应有的尊重。医生只有与病人成为朋友,进行平等交往,建立互相尊重、互相关心的平等关系,才能充分尊重病人的尊严和权利。

（五）尊重人的自我实现的需要

自我实现的需要是指个人有一种使自己的潜能得以发挥,实现自我价值的最高欲望。主要表现为对事业、对工作表现出极大的热忱。而健康问题往往干扰了病人自我实现的计划,使病人产生痛苦和焦虑。病人的欲望和痛苦有可能改变病人的求医行为。医生要在理解病人的基础上,帮助病人摆正疾病与健康的关系,使病人能做力所能及的工作,以增强病人对医嘱的依从性和康复的信心。

五、采用适宜技术

全科医生常常遇到的健康问题是生物-心理-社会问题交织,各个年龄组的问题交错,个人、家庭和社区的问题交融,聚焦反映在急性病的处理、疑难病的转诊、慢性病的照顾、传染病的管理、个体和群体的卫生宣教、病后的康复各种层面,这就要求全科医生必须利用整体的方法辨证求因,获得"健康问题"的三维印象诊断,同时还必须具有敏锐的观察力、清醒的头脑、广博的学识、丰富的生活经验、缜密的思维推理和精湛的物理诊断能力去判断各种健康问题。由于全科医生的工作环境决定了其很少使用高技术辅助手段,不能过多依赖大量精密仪器和实验室检查判断疾病,这意味着全科医生应有娴熟灵活的接诊技巧,对临床健康问题评价时更多地善于应用概率方法,建

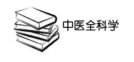

立诊断假设,并重视基本体格检查,适当地采用各类功能状态量表等适宜技术。

(一)重视基本接诊技巧

全科医生作为基层医生,承担着各种健康问题的首诊工作,有些是疾病早期未分化阶段,有些是一过性的功能失调,也有些是诊断明确的慢性病,还有咨询、求助等等,问题众多,较为复杂,接诊技巧是十分重要的。资深的全科医生不仅要有丰富的临床经验,还要有娴熟的接诊技巧。这往往是拨开迷雾,找到问题的关键。通过系统的病史询问、体格检查、实验室检验,选择性地应用 COOP/WONCA 功能状态量表等工具,一般可以作出初步的判断。具体方法参见第四章。

(二)善于应用概率方法

概率是指事件发生可能性的大小度量。在临床诊断中,概率主要用来表示病人出现某种信号如症状或体征时,推测其患某种疾病的可能性的预测值,通常以百分数表示。有经验的临床医生通常在与病人的交流中,按照疾病概率的大小建立诊断假设,并且在假设的前提下,有目的地制定出进一步的病史搜索、体征检查和实验室检查的计划,然后再根据所得结果,检验原先的诊断假设,鉴别并排除不支持的诊断,保留最为支持的诊断,这种假设演绎法在全科医生的临床诊断过程中运用也相当普遍,是最常用的诊断策略之一。

全科医生常常运用概率方法对不同社区、不同疾病的病人进行判断,如社区疾病的概率是根据社区人群的发病情况和疾病变化而改变的,对于不同的专科、不同的地区和时期,疾病的概率是一个迁移的变量。例如,社区全科医生对某地方病的患病概率印象是 60%,而对于综合性医院的内科医生来说患病概率印象可能是 3%。各个假说的概率随着资料的增加而发生改变,例如,一位 50 岁男性病人,主诉咳嗽 1 个月,近3 天加剧,可形成的诊断假设是:慢性支气管炎概率印象可能是 80%,感冒概率印象可能是 15%,肺癌概率印象可能是 5%。询问病史发现病人吸烟 35 年,每天 2 包,近 3个月体重下降 20 斤,咳嗽咯痰,痰中带血。患病概率由此而变化,感冒概率小手 1%,慢性支气管炎概率可能是 19%,肺癌可能性上升至 80%,这里的概率是指根据症状推测患该病的预测值。因此,全科医生在临床工作中,要注意收集各类疾病发生现状、流行规律、各种常见病的患病率及常见病主要症状发生的概率等基本数据,运用临床工作经验和多学科知识,建立更合理的诊断假设。

应用假设演绎尚不能得到明确诊断时,全科医生则应重新详细询问病史,仔细寻找疾病的细节与诱因,扩大检查项目,依据新的线索搜寻阳性体征并结合实验室检查综合分析,进行逻辑推理,在这种情况下全科医生可同时运用穷尽推理的方法诊断复杂的疾病,也可运用中医辨证求因的方法,以病症的临床表现为依据,进行综合分析,推求病因。总之,全科医生在临床疾病诊断中施行逐级深入,灵活采用不同诊断思维方式对不同程度的问题进行判断。

全科医生实施医疗服务的治疗策略是建立在生物—心理—社会三维层面上,面向个人、家庭、社区,以问题为目标的健康照顾。每个病人都有个体化倾向,每个病人的问题都是不同的,因为每一个病人及其所处的环境都不一样,同一种疾病在不同的病人身上就会有不同的反应和意义,因此对每个病人的照顾应当完全是个体化的。健康照顾的核心原则就是治病求本,它贯穿于疾病治疗全过程,告诫医者在错综复杂的临床表现中,要探求疾病的根本原因,并针对根本原因进行治疗。而这个根本原因,可能是疾病、疾患,也可能是心理状态问题,或社会适应性问题,这些问题可反映在个人,也可表达为家庭功能障碍,或社区健康问题。这不仅有利于中医治病求本的临床实践,而且发展了治病求本的理论内涵。

(三)处理现存的问题

全科医疗的临床治疗为体现以人为本的整体治疗导向,首先要了解病人的意愿,充分利用个人、家庭和社区资源对病人进行合理的支持,并用通俗易懂的语言,从治疗学、伦理学、社会学角度综合分析健康问题,向病人及支持者详细说明病情、诊断、治疗措施及预期后果,与病人充分交流,达成对问题处理的共识,鼓励病人承担实施计划的责任,并适当地引导病人建立适宜的、正确的健康信念模式和疾病因果观;适时给予感情支持和心理咨询与心理治疗;提供饮食、运动等自我保健、综合康复指导;合并使用非药物疗法,如行为疗法、康复方法、营养方法以及群体治疗等,指导病人自我照顾,尤其要考虑有效地应用中医药疗法,分清标本先后,急则治其标,缓则治其本,因人、因地、因时制宜;在实施以问题为自标的健康照顾过程中,面对健康问题的处理结果,客观地审视与评价问题解决的程度度。

全科医疗临诊处方用药时要理解和尊重病人的期望与自主权,有些长期服药的慢性病患者,对自己所服用的药物有一定认识,医生除了对病人解释药物的作用途径、疗效、服药时间及间隔、用药周期和药物毒副作用外,还要鼓励病人参与自我疗效观察和监控药物的副作用。有些病人表现出多系统、多器官病变,全科医生靠帮助病人选择有针对性的专科治疗,并指导病人从整体上综合考虑使用的药物,以经济、安全、有效为目标,避免重复用药或盲目使用补益药物、滥用抗生素。同时还要注意到临床用药受家庭成员,尤其是家庭权力中心成员的健康信念模式与疾病因果观的影响,以及社

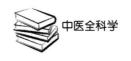

区文化、习俗、意识、设施等影响,因此,真正做到合理用药还要注意寻求与协调家庭支持和对社区健康意识的正确引导。

(四)加强健康教育

病人教育是全科医生在日常医疗实践中对个别病人进行针对性的教育。它是健康教育的一种具体形式,是全科医生与病人交流的重要方式,采用面谈沟通、环境和宣传媒介熏陶,解释健康问题发生原因、发展规律及执行治疗方案时的注意事项,介绍与健康问题相关的预防、治疗、保健和康复方法,说明与影响疾病发生、发展相关的健康危险因素的作用,以及病人、家庭在解决健康问题中的角色,指导病人改善求医行为,旨在增加病人对医嘱的顺从性,纠正病人不良的健康信念模式和疾病因果观,帮助病人制定改善不良行为的措施。

(五)适时随访干预

随访是病人按照医生的要求而定期或不定期的就诊,医生借此了解患者病情变化并指导患者康复。对于许多有健康问题的病人来说,支持、解释和随访是病人管理中必要的部分,也是全科医生整体治疗的十分有效的部分。通常需要随访的主要有自限性、急重性和慢性病三类健康问题,预约随访时间及频繁程度依必要性而定。自限性健康问题经过一定时间后还未改善,或情况有任何重大变化,病人就应该自动再次复查。因急性的、重要的、危及生命的问题住院治疗,出院后的随访是很重要的,可以保证管理的连续性。随访对于慢性病、不能治愈的疾患是较重要的管理方式,这些问题处理强调照顾而不是治愈,从发现问题的早期到治疗的任何阶段,常规的指导和周期性的复查,对可能的并发症需要预见或确认,并可以回顾治疗是否得当,是良好的临床管理的基础;对于病人在生理、心理、社会等各个方面的功能状态,全科医生都应仔细地评价,以便通过自己的服务和病人的自我保健达到其相对健康和生命质量的最佳状态。随访还可根据时间分为近期和远期两类情形,在近期随访中,医生主要观察病人治疗的效果及某些反应,并根据随访情况和复查结果来调整用药;远期随访可获得某一治疗方案的长期效果、远期并发症及生存时间,有利于筛选出更有效的治疗方法,并可建立资料档案,掌握某一疾病的发展规律,有助于医学研究的发展。以肺癌病人为例,尽管患者经过手术切除或者放疗、化疗等综合治疗后病情得以缓解,但仍不能视为痊愈。作为一种全身性的疾病,血液和淋巴管中的癌细胞以及身体其他部位的癌细胞会在停止治疗后或机体抵抗力降低时重新增生引起复发和转移。即使对于临床治愈的病人,5 年以后仍可能发生转移。同时,患肺癌的病人发生第二个原发癌的可能性也必须给予重视。通过随访可做到早发现、早治疗,通常癌症患者比较重视近期随访。因此,随访的意义在于可以有效地采集病人治疗的效果及某些反应,并根据随访结果及时调整用药,同时在长期观察中可以获得某种疾病的发展规律。

六、开展个体化、整体性服务

以个人为中心的健康照顾,是全科医学的核心理念之一,旨在要求健康照顾不应仅仅以生物医学对疾病的认识实施医疗服务,而应以生物—心理—社会医学模式为基础,根据照顾对象的具体情况,围绕着被照顾的"个人",开展相应的医疗照顾。例如对高血压病、糖尿病等慢性非传染性疾病,生物医学的基本要求,就是要尽最大努力控制血压、血糖,保护重要脏器的功能,至于患者的内心感受、经济承受力、用药的反应等则不是考虑的主要方面,因而临床上常常出现这样的矛盾——医生认为制订的治疗策略、治疗方案是正确的、对患者有利的,而患者却有不同的看法,不愿意被动地服从于医生对某一疾病的"标准化"模式,提出种种质疑,依从性差,影响治疗效果,甚至出现一些极端冲突,医患双方均难以接受和理解。如恶性肿瘤的治疗,究竟选择怎样的医疗方案对患者最合适,专科医生与患者及其家属的考量是不同的。医疗方案错了吗?病人的要求过分吗? 答案都是否定的,问题的关键是思考的角度。医生具备医学知识背景和临床工作经验,是医疗决策的主体及医疗服务的主要施行者,但必须认识到的是,患者不是机器,而是有思想、有感情、有尊严、有感觉的人,他们的生活环境、生活习性不同,体质禀赋有异,他们希望医生不仅能为他们解除病痛,而且在开展医疗服务时,能够既站在医学的角度,又站在患者的角度,兼顾他们的感受,只有这样才能达到大家共同期待的医学照顾的目标。

正是在这样的期待中,全科医学倡导"以个人为中心的服务"。在尊重人的尊严和需要,理解病人的期望与要求的前提下,充分了解每一个服务对象的背景,强化个体化、整体性照顾,无论是医疗、康复,还是健康咨询、养生保健,均需综合考虑各方面的因素,以适当的方式,提出恰当的、患者可接受的建议和方案,以达到最好的健康照顾的目标。

中医学最显著的特点就是强调个体化、整体性。中医整体观念、辨证施治强调和体现的正是把人及其所处的自然环境看作一个完整的整体,认为生命就是存在于这个整体中的运动、变化,人的健康、疾病、强壮、虚弱等等一切问题,都不能静止、局部地看待,而应在整体观上考量,以维持和恢复整体动态平衡为目标,同时充分考虑每个人的个体差异,先天禀赋、后天调摄、自然气候、水土环境、学养感受无一不影响着人的病证

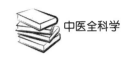
中医全科学

表现及其变化,因而无论治疗、康复、养身、保健均要在遵循共性原则的前提下,针对个性施治、调养,才能达到最优化的效果,这便是千变万化的中药、腧穴配伍的根源所在,同病异治、异病同治的精髓所在。在中医全科医疗过程中必须始终坚持这个原则,才能够最好地发挥中医特色和优势。

例如对于一个高血压病头昏头胀的患者,根据其形体胖瘦、性情、面色、生活起居、饮食、二便、舌苔脉象等诸多表现,考虑平肝潜阳、化痰熄风、补益肝肾、祛瘀通络、平调阴阳等不同的治则、方药,绝不可千篇一律。西药降压药物的选用,也应在全面平价的基础上,比较各种药物的品种、适应证、副作用、服药宜忌、经济承受力等,充分考虑病人的接受度、配合度作出选择,并且针对生活方式、危险因素等提出合理的建议。在治疗过程中,尤其需要密切观察病人的反应,力求最大限度地发挥治疗效用,降低副作用,减少经济负担,从而提高患者的满意度和依从性,达到治疗目的。

也许对专科医生而言,疾病是千篇一律的,都是由一组症状、体征和阳性的理化检查结果构成,因此,针对某一类疾病的治疗也是大同小异。而对全科医生来说,每一个病人的问题都是不同的,因为每一个病人及其所处的背景不一样,同一种疾病在不同的病人身上就会有不同的反应和意义。因此,可以这样认为:一种疾病的治疗原则可能是非个体化的,但对一个病人的照顾却完全是个体化的。

第二节　以家庭为单位的服务

家庭与个人健康有着直接而密切的关系,以家庭为单位的服务是全科医疗服务的专业特征。传统意义上的家庭指由血缘、婚姻或收养关系联系在一起的,两个或更多的人的群体。随着社会的发展,家庭的形式结构开始多样化,Smilkstein(1980年)从强调家庭功能的角度将家庭定义为:能提供社会支持,在其成员遭遇身体或情感危机时,能向其寻求帮助的一些亲密者所组成的团体。纵观同住、婚姻、血缘、供养、相互支持和照顾等家庭基本要素,较趋完善的定义是:家庭是通过情感关系、法律关系和生物学关系连接在一起的社会群体。

全科医生在考虑个人健康问题时常将其置身于了解家庭的背景之中,熟悉个人的家庭状况和个人在家庭中的角色、地位,充分利用家庭资源来帮助有健康问题的个人。家庭背景主要包括家庭结构、家庭功能、家庭生活周期、家庭资源、家庭角色、家庭关系、家庭交往方式、地理位置、居家条件、主要生活方式等。

·102·

对家庭背景的了解和分析,是全科医生临床判断的重要组成部分,也是全科医疗的一大特色。全科医生通过绘制"家系图",了解家庭结构并评价其功能以及家庭各个角色之间的相互关系和相互作用,判断病人疾患的发生、发展和预后与其家庭之间的联系,以便进行必要的协调指导,及时纠正家庭中的不良观念和交往方式,力求改变家庭的氛围,消除影响健康的隐患,使其对病人问题的解决起到积极的作用。

一、了解家庭系统理论

家庭的结构是指家庭组成的类型及各成员相互间的关系,包括外部结构和内在结构两部分。家庭外部结构即人口结构又称家庭的类型,可分为核心家庭、扩展家庭和其他家庭类型等;家庭的内在结构包括权力结构、角色、沟通类型、界线、气氛、生活空间和价值观等方面。家庭结构影响到家庭经济负担、相互关系、家庭资源、家庭功能、疾病的传播及家庭成员的就医行为等。

(一) 家庭的类型

1. 核心家庭

核心家庭是由父母及其未婚子女组成的家庭或和无子女夫妇组成的家庭,也包括养父母及养子女组成的家庭。目前我国的核心家庭所占比例最大,是当代社会最普遍的家庭类型,特点是规模小,结构简单,只有一个权力中心,容易做出决定,但同时可利用的社会资源也少。这种家庭关系具有亲密和脆弱两重性,出现危机时,会因较少得到家庭内、外的支持而易导致家庭解离。这给全科医生带来了新的工作内容。

2. 扩展家庭

扩展家庭是指由两对或两对以上的夫妇及其未婚子女组成的家庭,包括主干家庭和联合家庭两种形式。

(1)主干家庭:主干家庭又称直系家庭,是由一对已婚子女、同其父母、未婚子女或未婚兄弟姐妹构成的家庭,包括父和(或)母和一对已婚子女及其孩子所组成的家庭,以及一对夫妇同其未婚兄弟姐妹所组成的家庭。

(2)联合家庭:联合家庭是由至少两对或两对以上同代夫妇及其未婚子女组成的家庭,包括由父母同几对已婚子女及孙子女构成的家庭、两对以上已婚兄弟姐妹组成的家庭等。特点是家庭规模大,人数多,可获得的家庭内、外资源比核心家庭要多要广,应付家庭危机和家庭压力的能力要强。但因其结构复杂,成员间的关系较繁杂,有多个权力中心,制约因素较多。这种多代多偶的中国传统的大家庭类型,现在占的比例很少。

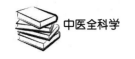

3.其他家庭类型

其他家庭类型包括单亲家庭、未婚同居家庭、群居家庭及同性恋家庭等。这类家庭不具备传统的家庭结构,一般认为其家庭功能不完善,较少能获得家庭内外的支持,其本身的结构对疾病和健康具有不利的影响,在我国这类家庭呈现增多的趋势。

家庭的内在结构反映了家庭成员之间的相互作用及相互影响,这种相互关系可以从家庭权力结构、家庭角色、家庭沟通类型和家庭价值观等方面考虑。

(二)家庭的权力结构

家庭的权力结构是家庭的决策者以及做出决定时家庭成员之间的相互作用的方式,分为传统权威型、工具权威型、分享权威型和感情权威型四种类型。传统权威型是因家庭所在的社会文化传统而来的权威,如在男性主导社会,父亲通常是一家之主,家庭成员都认可他的权威,而不考虑他的社会地位、职业、收入、健康、能力等。工具权威型指负责供养家庭、掌握经济大权的人,被认为是这种家庭类型的权威人物。妻子或子女若能处于这种位置上,也会成为家庭的决策者。分享权威型指家庭成员分享权力,共同协商做出决定,由个人的能力和兴趣来决定所承担的责任。感情权威型曲家庭感情生活中起决定作用的人担当决策者。家庭权力结构并非是固定不变的,它有时会随家庭生活周期、家庭事件、社会价值观的变迁等家庭内、外因素的变化而改变。家庭权力结构是家庭医生进行家庭评估的参考资料,通过评估确定家庭中的决策者并与之协商,然后实施家庭干预措施。

(三)家庭角色

家庭角色是指个人在家庭中的地位和在家庭关系中的位置,这种地位和位置决定了个人在家庭中的责任、权利和义务。在家庭中,存在各种各样的角色,如父亲、母亲、妻子、丈夫、子女,有其相应的义务和权利,各种角色都需要学习而来。

角色学习是一种综合性的学习,学习角色的情感、态度,角色所拥有的权利和所负的责任。角色的学习是在人与人之间的相互作用和角色互补中进行的,当然传统的角色模式也给同等角色树立了仿效的样板。角色学习既受到家庭环境的影响,又受到社会环境的作用。角色学习如发生偏移,可能学习到一些不良的行为,不仅影响到健康,也可能造成家庭危机和压力。如男性在家庭中常扮演丈夫、父亲和儿子多种角色。如果角色太多或角色划分不清时,所扮演的角色与家庭和社会期望的角色行为差距太远,不能适应角色期望时,个体感到左右为难,内心困惑和矛盾,可能产生角色冲突。角色冲突可以在扮演一种或多种角色时发生,将导致情绪、心理功能紊乱,甚至会出现躯体障碍,表现出相应的临床症状和体征,同时导致家庭功能障碍。

角色冲突亦可能产生相应的角色期待,每一家庭成员的角色期待虽都有传统的规范,而各个家庭对每一个成员的角色期待则不尽相同。对角色期待也会因时代的不同而有所改变,人的成长经历与角色期待是分不开的,角色期待包含了复杂的综合转变,如对家庭社会的认知、实践体验、情感态度的转变等。所以角色期待是指社会和家庭对其成员所期盼的特定的规范行为模式。健康的角色期待对个体是一种关心和鞭策,是个人自我实现的一种动力,而异常的角色期待则会使人形成一种病态人格。家庭的角色期待对成员的发展至关重要,既能符合家庭又能符合社会规范才是理想的期待角色。

家庭角色行为的优劣是影响家庭功能和家庭健康的重要因素之一。健康家庭的角色功能表现为:家庭各成员对角色的期望趋于一致;每个家庭成员的角色都与自己的地位、能力相适应,个人认同自己所扮演的所有角色;家庭的角色行为与社会期望的一致,能被社会所接受;家庭角色具有一定的灵活性,能主动地适应角色转变,防止角色冲突带来的危害。

家庭功能良好也是建立在每一成员良好的角色期望之中,表现出家庭对每一角色期望的一致性,角色期待能够满足家庭成员的心理需要,他们的角色期待符合自我个性的发展,对角色的转变赋有灵活的弹性,都能适应转换的角色规范,这样的角色也能适应社会,符合社会规范而被社会所接受。正因为家庭角色功能良好是健康家庭的保证,全科医生要在了解人文科学和社会科学的基础上,对家庭成员的角色功能给予足够的重视,帮助每一成员认识自己的角色转换,摆正自己所处的位置,有意识地培养良好品质。

(四)家庭沟通

家庭沟通是家庭成员间交换信息、沟通感情和行为调控的有效手段,也是维持家庭正常功能的重要途径。发送者与接受者的沟通是通过信息的传递而表达的,其中发送者、信息、接受者是沟通的三要素。根据沟通的内容与感情的相关性,可以分为情感性沟通与机械性沟通。根据沟通时表达信息的清晰程度,可分为清晰性沟通与模糊性沟通。根据沟通时信息是否直接指向具体的接受者,可分为直接沟通与间接沟通。家庭沟通有助于了解家庭功能。如家庭功能不良的早期容易发生情感性沟通受损;家庭功能严重障碍时,家庭成员间的信息传递缺乏或中断、表达不清或错误,模糊性沟通和间接沟通增加,甚至机械性沟通也难以进行。因而全科医生在提供服务时,对沟通障碍的家庭建议多使用直接沟通、清晰性沟通、情感性沟通方式来调整家庭功能。

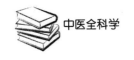

（五）家庭价值观

家庭价值观指家庭对客观世界的态度,是一种认识观,它与家庭成员的行为方式,家庭成员对外界干预的反应性有关。家庭各成员可有自己的价值观,它们相互影响并形成家庭所共有的价值观。如家庭的疾病观、健康观直接关系到每位家庭成员的就医行为、遵医性、实行预防措施、改正不良行为等方面,因而对维护家庭健康至关重要。

家庭成员的求医行为也决定他们的健康状况,求医行为在家庭成员之间是相互影响的,家庭支持程度影响家庭成员求医的频度,如家庭成员频繁求医,过分依赖医生和护士,常表示家庭功能严重障碍。

（六）家庭功能

家庭的功能主要包括:①满足感情需要的功能;②满足生殖和性需要的功能;③扶养和赡养的功能;④将家庭成员培养成合格的社会成员的社会化功能;⑤家庭是经济活动的基本单位;⑥赋予成员地位的功能。

家庭基本功能总是受到家庭资源的影响,家庭资源充足时,拥有足够的家庭支持,可以克服困难,渡过危机。家庭资源匮乏时,出现个人或家庭压力事件,甚至可使个人和家庭处于危机状态。

（七）家庭资源

家庭资源可分为家庭内资源和家庭外资源。

1. 家庭内资源

经济支持:家庭对成员提供的各种金钱、财物的支持。

健康维护:家人参与对成员健康的维护和支持。

医疗处理:家人提供及安排医疗照顾。

情感支持:家人对成员的关怀及精神支持。

信息和教育:家人提供医疗资讯及建议。

家庭结构上的支持:家庭住所或设施的改变,以适应患病成员的需求。

2. 家庭外资源

社会资源:亲朋好友及社会团体的支持。

文化资源:文化水平的高低。

宗教资源:宗教信仰、宗教团体的支持。

经济资源:来自家庭之外的收入及赞助。

教育资源:教育程度的高低。

环境资源：居所的环境。

医疗资源：医疗保健机构。

全科医生可通过看病人、会见家属或家访等方式，了解病人家庭的资源状况，评估可利用的家庭内、外资源，记录下来，存入病历。当家庭内资源不足或缺乏时，全科医生应充分发挥其协调者的作用，帮助病人及家庭寻找和利用家庭外资源。

二、家庭生活周期评价

家庭生活周期是指家庭遵循社会与自然的规律所经历的产生、发展与消亡的过程。根据家庭生活时间和可预见的家庭事件分为新婚期、第一个孩子出生、有学龄前儿童、有学龄儿童、有青少年、孩子离家创业、父母独处（空巢期）和退休八个阶段。每一家庭生活周期中，由于家庭面临的主要问题不同，对家庭及其成员的健康产生的影响也不同，求医的原因与行为也不同。全科医生应根据对家庭生活周期的分析和评估，预测或发现家庭在特定发展阶段可能或已经出现的问题，及时进行健康教育和家庭咨询，采取必要的预防和干预措施。

家庭危机是指生活压力事件作用于个体和家庭，导致家庭系统调适不良、功能障碍，无法应付紧张事件，出现家庭功能失调的危机状态。经常会表现出家庭部分成员心身症状，从而产生求医行为，尤其是家庭资源相对贫乏的核心家庭更容易遭受各种危机的影响。家庭危机可分为耗竭性危机和急性危机。当一些慢性的压力事件逐渐堆积到超过个人和家庭所能召集到的适当资源限度时，家庭便出现耗竭性危机；当一种突发而强烈的紧张事件迅速破坏了家庭平衡时，即使能得到新的资源，家庭也不可避免地要出现急性危机。家庭危机常见的原因主要是：①意外事件：由来自家庭外部的作用而引发的无法预料的家庭危机。如自然灾害造成的住所被毁灭、家庭成员死亡等。②家庭生活周期：由家庭发展所伴随的危机，具有家庭阶段特征，有无法避免、或可预见的特点。如结婚、生子、退休、离婚、丧偶等。③个人生活事件：重病、突然出名、刑事处分、地位改变等。④经济生活事件，如失业、破产、中大奖等。

三、合理开展家庭评估

家庭评估是对家庭及其成员基本资料的收集、对家庭结构的评估、对家庭生活周期阶段的判断、对家庭压力及危机的评估、对家庭功能的评估及对家庭资源的了解等。家庭功能评估的方法繁多，包括家庭结构评估和家庭功能评估两个方面，这两者通常是不可分割、相互影响的。客观评估是指对家庭客观的环境、背景、条件、结构和功能进行了解和评价。主观评估是指用自我报告或主观测验等方法分别了解家庭成员对

家庭的主观感觉、印象、愿望和反应。分析评估是利用家庭动力学原理、家庭系统理论和家庭发展的一般规律来分析家庭的结构和功能状况,推测家庭与个人健康之间的相互作用机制。工具评估是指利用预先设计好的家庭评估工县来评价家庭结构和功能,常用的评估工具有家系图、家庭圈、APGAR 家庭功能评估问卷等。

四、提供家庭咨询支持

咨询是通过人际交往和人际关系而完成的一种帮助过程、教育过程和增长,它不是要代替人们做出明智的决定,而是帮助人们做出明智的决定。全科医生通过与病人面对面的交往,建立一种相互信任、平等相处的人际关系,以朋友、帮助者、教育者的身份,运用自己的交往技巧和相关的知识,帮助人们认识问题,做出正确的决定,最终有效地解决问题。例如,咨询者可能用丰富的知识和形象的比喻去说服对方;咨询者可能用同情、关心和感情上的共鸣去取得对方的信任;咨询者可能用自己的期望和无微不至的关怀去激励对方改变自己的行为;咨询者可能用自己的亲身经历去感化对方。因此,咨询也是一种更具艺术性的病人支持服务。

全科医疗活动中,除了对个人提供咨询服务外,还要承担家庭咨询,以及社区咨询。个人咨询是临诊时必须完成的日常服务,它针对个人健康问题提供原因、性质、预后,诊断、治疗,预防、保健以及康复等方面的咨询。家庭咨询是在全科医疗基本原则规范下的服务范围之一,它是针对整个家庭,而不是家庭中的某个人,其咨询的内容是家庭问题,不是某个或几个成员的个别问题,主要内容包括:①家庭保健知识,如家庭遗传学问题、各个不同生活周期的保健问题、营养指导等;②家庭关系问题,如婚姻关系、婆媳关系问题等;③疾病的治疗与康复问题,如各种恶性肿瘤、心血管疾病等的继续治疗、照顾、预后等问题;④资源的利用问题,如转诊服务、医疗保险服务、社区家庭资源的利用;⑤突发事件的适应与应付,如各种突发事件发生后,家庭角色的转换、适应、应付处理办法,资源的利用等。家庭咨询的根本目的就是要发现家庭问题,进行家庭治疗,避免家庭危机的出现与发展。

全科医生应学会处理病人的家庭问题。例如,在关系紧张的家庭中形成一种三角结构,可以暂时缓解家庭关系紧张,家庭成员常重复利用它,以此来维护家庭的正常。在核心家庭中,儿童往往成为夫妻关系紧张的家庭三角结构中的"第三者",有人称之为家庭关系紧张的"替罪羊"。当家庭三角结构中的"第三者"出现症状、疾患或疾病时,家庭或个人会主动寻求医生的帮助。而大部分医生都只把注意力集中于个人的疾病或疾患上,并不关心其背后的家庭关系紧张问题,只有全科医生才会主动寻找病人背后的家庭问题。而如果医生想要成为家庭紧张关系的挽救者,就必须与家庭建立一种有效的、立体的治疗三角,也即医生或家庭治疗者作为家庭寻找的第三者。家庭治疗三角不同于家庭内的缓冲三角,缓冲三角是一种平面三角,三方均处于家庭的同一平民上,无法清楚地认识家庭系统内部的问题。而家庭治疗三角是一种立体三角。治疗者或全科医生站在家庭平面之外,从俯视的角度,可以清楚地观察到家庭内部的问题,通过与家庭成员面对面的交流,评价家庭结构和功能状况,帮助家庭制定干预计划与措施,进行家庭治疗。通常采用的干预措施有:①加强角色澄清。②鼓励家庭成员扩大对家庭资源、社区资源的利用。③通过改善家庭成员的价值观念、交往技巧和对家庭关系的认知来改善适应技能。④鼓励家庭成员组织家庭活动,调整角色行为,促进家庭之间直接、明白而有效地讨论问题,共同协商后在做出统一决定。⑤鼓励家庭成员明白、直接的表达自己的感情,努力在家庭中创造一种积极、轻松、身后的感情气氛,以利于家庭有效地统一行动,作出决定,解决问题。

五、加强家庭健康教育

全科医生必须一直扮演教育者的角色。在解决家庭问题时,针对家庭的教育才更有效,所以,家庭教育不是针对个别病人的,而是针对整个家庭的教育。教育的内容包括家庭动力学、家庭生活周期保健方法、应付家庭生活中的紧张事件办法、处理精神活躯体疾患措施及如何对成员的疾患做出反应等。如果家庭危机是由于缺乏知识、缺乏技能、认知错误或缺乏资源等原因引起的,全科医生就可以通过家庭教育使家庭成员统一认识,掌握必要的技能,学会合理利用资源,并找到调整行为的理由,最终有效地解决家庭危机。例如,让家庭的所有成员都对某一成员的疾病过程或家庭问题的产生过程有一个非常清楚的认识,便可以促使家庭及时做出重新分担责任的决定。

六、规范家庭预防服务

家庭在其发展过程中,随着家庭生活周期的变化,总会遇到困难、压力事件,甚至处于危机状态,家庭便会开始寻求足够的支持,以克服困难、度过危机,常常求助于社区服务团体、医务工作者、邻居等等。全科医生以家庭为单位,在提供连续性、协调性和综合性卫生服务中,有机会了解个体和家庭完整的背景和健康状况,能全面评价健康危险因素,朋友似的医患关系也有利于了解家庭生活周期情况,帮助医生鉴别家庭成员正常和异常的发展状态,预测和识别家庭在特定阶段可能或已经出现的问题,制定适当的预防计划,采取必要的三级预防措施进行家庭干预,如帮助个体和家庭改变不良行为和生活方式,有时能避免严重后果的出现。

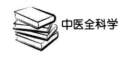

七、适时家访干预

家访是许多国家家庭医生日常工作的一大组成部分,在我国现行医疗体制下,家访是全科医生服务于个人和家庭的重要途径。按家访的目的可分为评估性家访、连续照顾性家访、急诊性家访。

(一)评估性家访

评估性家访通常是对照顾的家庭进行评估,常用于有家庭问题或心理问题的病人,以及不明原因的病人、不遵医嘱的病人。通过客观、真实地了解每一个家庭成员及整个家庭的背景资料,建立系统、完整的家庭健康档案,全面地评价家庭功能,从而在完整的家庭背景上来评价个人的健康问题,分析家庭与个人健康的相互作用,找到问题的真正原因,发现真正的病人,做出正确的判断,鼓励家庭对个人的健康问题做出适当的反应,合理利用家庭资源,帮助患病的家庭成员康复,最终有效地解决个人的健康问题。通过家访还可以接触到没有就诊的病人和健康的家庭成员,有利于全科医生做出早期诊断并提供综合性的预防保健服务。此外,家访还是观察居所设施、去除危险因素、预防成员受伤的一个捷径。

(二)连续照顾性家访

连续照顾性家访指全科医生常定期走访有行动受限的家庭病床病人,通常包括老年人、残疾人。长期卧床的病人、不愿住院的病人、临终病人等,及对家庭医疗保健服务有需求的家庭。如脑卒中偏瘫、多发性硬化症、类风湿性关节炎、肌营养不良等病人,这些病人因行动受限,外出就诊困难,病人和家属都希望全科医生上门提供病人治疗和家庭照顾服务,观察病人对治疗的反应、病人执行医嘱的情况,如病人服药情况,评估其家庭情况,以更有效地提供连续性照顾。在我国传统伦理背景影响下,部分病人是在医院的抢救室里度过其临终阶段的,但更多的病人则是在家中走完他们的一生的,临终可能会为病人带来痛苦,死亡对居丧的家庭更是一种巨大的压力,在整个过程中,全科医生较其他医务人员更能发挥自己的支持作用。

(三)急诊性家访

急诊性家访常针对某些急症病人,多为随机性的,如急性腰背痛,搬动会加重疼痛;急性心肌梗死,活动有加剧病情的危险,在社区诊所工作的全科医生可能会被请到居民家中临时处理紧急情况。

家访前首先要确定家访的目的与内容,评估性、连续照顾性家访需制定家访计划,通过电话、发信件、传话等适当的途径,将家访的时间通知家庭。家访时要携带准备好的资料和工具,填写家访卡,按时、按计划实施,时间一般在半小时至 1 小时以内,注意保持中立立场,并预约下一次家访的时间和内容。每一次家访结束后都应该整理一份家访记录,围绕一个主题的几次家访全部完成后,综合几次家访的结果,评价分析治疗的效果和预后,分析家庭关系和相互作用,提出解决问题的策略和方法,写一份完整的家庭访视报告。

第三节　以社区为基础的服务

个人及其家庭生活在社区中,社区是人们最密切接触的环境,是个人及其家庭的健康问题的重要背景,因而与人群的健康有着密切的关系。中国古代哲学天人合一的整体观认为人与自然环境、社会环境具有统一性,中医学通过长期临床实践观察,探索人体与自然界、社会的关系,使整体观念的理论成为中医临床诊治疾病时所必须具备的思想方法,中医学不仅认为人体本身是一个有机整体,而且认为人与自然、社会也是一个统一体。它以人为中心,以自然环境与社会环境为背景,用同源性和联系性思维对生命、健康、疾病等重大医学问题作了广泛的讨论,阐述了人与自然、人与社会、精神与形体以及形体内部的整体性联系,认为人体自身的结构与机能的统一、"形与神俱"以及人与自然、社会环境相适应是其健康的保证,而这种人体自身的稳态及其与自然、社会环境协调的被破坏则标志着疾病的发生。因此,中医学在讨论生命、健康、疾病等重大医学问题时,不仅着眼于人体自身,而且重视自然环境和社会环境对人体的各种影响。在防治疾病的过程中,要求医者"上知天文,下知地理,中知人事"(《素问·著至教论》),既要顺应自然法则,因时因地制宜,又要注意调整病人因社会因素导致的精神情志和生理功能的异常,提高其适应社会的能力。对建立现代环境科学,认识和处理现代心身疾病,以及解决现代科技理性过度膨胀的社会病,均有所裨益。

一、社区概念与社区资源

(一)社区的基本概念

社区是一个社会学概念,早在 1881 年德国学者 F. Tonnies 就试图给社区下一个较明确的定义,F. Tonnies 认为社区是以家庭为基础的历史共同体,是血缘共同体和地缘共同体的结合。我国著名社会学家费孝通定义社区是若干社会群体(家庭、氏族)或社会组织(机关、团体)聚集在某一地域里形成一个生活上相互关联的大集体。在社

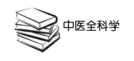

区内人们有一定的共同利益,彼此需要相互支援;有相应的管理机构,对应有若干共同的服务;面临较多共同的问题,如卫生的、教育的等;产生一定的共同需要,如生活的、心理的、社会的等。只有在社区的背景上观察健康问题才能完整而系统地理解个人及其家庭的佳康、疾病和疾患。

世界卫生组织认为一个有代表性的社区,其人口数量大约为 10 万~30 万,面积在 5000~50000 平方公里。20 世纪 90 年代,卫健委提出我国的社区可分为三个类型:以街道为基本单位的城市社区、以乡镇为基本单位的农村社区和以城乡结合的小城镇为基本单位的城镇社区。国内也有学者将社区分为生活类型的社区和功能类型的社区。前者以居民居住的区域划分,后者按社会团体、工矿企业等所在划分。

中医全科医学中以社区为基础的服务就是在这一特定区域与人群中展开的,通常借助社会医学、预防医学的理念,利用流行病学与卫生统计学的方法,通过开展社会调查、社区调查和人群筛查等活动收集信息和资料,并对此进行统计、分析和评价,然后作出社区诊断,找出影响社区人群健康的主要问题和影响因素,分析问题产生与发展的路径,辨明社区居民对卫生服务的需求和需要,列出可用于解决问题的资源和解决问题的优先顺序,最后,制订和实施一系列的社区卫生服务计划,动用社区内外的医疗和非医疗资源,维护和促进社区人群的健康。

(二)社区资源与利用

影响健康的社区因素主要包括社会的制度,政治、经济状况,社区的种族、文化、习俗、宗教信仰、习俗和社区自然环境、社区资源、社区功能、社区服务网络、社区意识、社区关系、社区的影响力等。其中社区资源涉及环境、设施、教育、人力、卫生、文化等方面。

社区环境包括自然环境及社会环境。中医学从整体观、平衡观的角度,认为人类和各种生物都不可能脱离环境而生存,所以当自然环境发生变化时,就会直接或间接地影响人体,并使之发生相应的变化。《黄帝内经》谓之"人与天地相应",其中"天"为人们所生存的自然环境,"人"是指人类,"相应"即人生活在天地之间,六合之中,是整个物质世界的一部分,人和自然环境是一个整体。自然环境内存在的有害因素可以引起疾病发生而影响健康,如水、空气、食物等污染,生产环境中的职业性危害,噪声及不安全的公路设计等,均构成对人们的危险因素,虽然人们对外界环境进行了改造,但新的危险因素不断产生。

在社会环境中,包括经济收入、居住条件、营养状况、文化程度等,均对健康有着决定性作用。贫困者面临危险因素的机会要超过富裕者;文化程度低的人受危险因素的侵害要超过文化程度高的。另外,如社会带来的工作紧张及生活压力,以及在人际关系中的矛盾等,均对健康产生严重的危害。

社区生活设施关系到居民切身利益,而且与某些疾病的发病率有直接或间接的关系。如较早修建的住房日照不足,通风性差,低矮潮湿,成为风湿等疾病的直接或间接病因。文化娱乐设施主要包括托幼机构、学校、影院、游乐场所、运动场馆、图书馆及广播电视设施等,直接关系到社区中居民的身心健康。社区周边的医院、诊所等卫生机构影响着社区居民的疾病诊治,卫生防疫站承担的预防保健任务主要是卫生知识的宣传普及,疾病尤其是传染病、流行病及职业病的预防,工业、食品业及餐饮业的卫生监督。妇幼保健设施主要影响妇女、婴幼儿的保健服务。此外,政府机构、社会组织,如工会组织及一些民间团体也是社区可利用的人力资源。社区内各种设施结构与布局合理,方便居民生活,有利于促进社区居民健康。

社区居民的健康维护不仅是医务人员的责任、个人及其家庭的责任,而且是整个社区乃至整个社会的责任。只有合理利用有限的卫生资源,并以动员社区内外医疗和非医疗资源为基础,才能最大限度地满足社区居民追求健康生活的要求。社区的积极参与可以弥补卫生资源的不足,在有关政策、制度或行政干预的推动下成为全社会参与的群众性运动,最终可产生单纯依靠医疗保健机构的努力而无法取得的效果。可见,社区本身就是解决人群健康问题的理想场所和有效资源,而社区医疗团队的核心成员就是全科医生,在全科医生的协调下,开展以社区为基础的卫生保健服务。

二、社区常见的健康问题

随着社会稳定和经济发展,生活水平和医疗保健水平的提高,人群疾病发病率和死亡率大幅下降,我国在人口老龄化问题上面临严峻的挑战,疾病谱和死因谱发生了显著变化,慢性病和不良生活行为习惯、环境压力带来了新的健康问题;医疗手段的高科技化、过度专科化医疗的服务模式、不规范的药物营销和使用,使医药费用上升过快,产生了经济方面的压力;绝大多数社区核心家庭占社区家庭类型的60%以上,核心家庭规模小,对社区化、家庭化卫生服务的需求较迫切,社区常见的健康问题也有了时代特征,由此,带来了社区健康服务方式的变化。

(一)社区健康问题特征

1. 多处于早期未分化阶段

社区居民在出现健康问题的早期阶段,只表现一些轻微的、不典型的、非特异性的症状或体征,很难在临床表现与疾病之间建立明确的逻辑联系,如情绪低落、性情暴

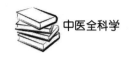

躁、记忆力减退等,或个人只是在整体上感觉病了,或仅表现出夫妻关系紧张等生活方面的问题,可能会因为社区就医方便,或者和全科医生关系密切而就诊。这些早期未分化的疾患,很难与相应疾病建立逻辑关系,即使就诊于综合性医院的专科医生,也很可能因始终无法明确诊断或问题无法用疾病的概念来定义,而被忽略或疏于处理。因此,社区全科医生应着重掌握认识和处理早期未分化的健康问题的基本技能,一是在疾患的早期阶段将严重的、威胁生命的疾病从一过性的、轻微的疾患中鉴别出来;二是鉴定健康问题的性质是生物源性的,还是心理、社会源性的。确定与问题有关的生物、心理、社会因素,不仅有利于疾病的早期诊断、早期

治疗,而且可采用中医药疗法缓解困扰就诊者的亚健康状态。

2. 生物、心理、社会问题交错

任何健康问题都可以找到生物、心理、社会等方面的原因,无论是急性传染病,还是各种慢性病,往往不是以纯生物性或纯心理、社会性的形态出现,而是生物、心理、社会问题交错。如躯体疾病可以伴随大量的心理、社会问题,而心理疾患、社会适应性不良的患者可以伴随许多躯体症状。中医整体观认为五脏一体,形与神俱,清楚地认识到躯体与精神之间的相互作用及其机制。同时,还应在问题的处理过程中,考虑到社会因素作用于躯体与精神,强调以社区为基础的全科医疗服务要重视提供整体性干预措施。

3. 慢性疾病以稳定期为主

慢性疾病在社区出现的频率最高、常占据社区疾病谱的前几位,是社区卫生服务的重点。在社区,慢性病以稳定期为主,就诊频繁,不以治愈疾病为目的,而是重在控制疾病的发展。患者带病生活,涉及广泛的心理、社会问题,需要连续性、综合性的医疗保健服务,而社区、家庭是其治疗、康复的最佳场所,因此,他们是全科医生日常服务的主要对象。

4. 以疾患为基础

社区大部分健康问题都处于疾患状态,全科医生所接触的问题多处于早期未分化阶段,病人的问题往往涉及多个器官、系统,与多种因素有关,难以确定问题的性质和所属的专科,需要整合多个专科、领域的知识和技能才能为其提供理想的服务。另外,急性疾病往往起病急、病程短,病人常常紧急求助于当地的全科医生,经适当处理后,或好转,或被转诊。许多急性疾病是一过性的,未等明确诊断或未经任何处理便已经渡过了急性期。还有一些疾病是自限性的,未经治疗便自愈了。

5.具有明显隐蔽性

社区中的因健康问题主动来就诊的病人只占所有病人的三分之一,还有更多的病人因种种原因没有来就诊,这些病人需要全科医生主动去发现。来看病的可能不是真正的病人,真正的病人是家庭的其他成员或整个家庭。病人提供的线索可能不是真正的原因,而与问题的性质有关的重要线索却始终未被提及。问题可能不像表面上所表现的那样,关键性的问题可能隐藏在更深的层次之中。心理、社会问题常常通过躯体化以躯体症状表现出来,同时,病人常习惯性否认有心理、社会方面的问题,这不仅具有很大的变异性,而且具有明显的隐蔽性。

(二)社区健康服务方式

建立中医全科医疗的社区健康服务体系,完善中医全科医疗社区疾病康复服务,以慢性病防治为重点,开展有计划、有组织、系统的社区健康教育、心理咨询,采取综合性、连续性、可及性、整体性、协调性服务方式,开展个体化、人性化的服务,合理运用药物治疗、心理治疗、行为治疗、中医中药治疗、手术治疗、物理治疗、康复、家庭服务、社区支持、社会支持、双向转诊等,并应与病人及其家庭一起协商,针对不同性质和背景的疾患,采取不同的临床策略和方法,共同制定处理计划,确定治疗和服务的最终目标。

随着疾病谱的转变,社区全科医疗服务已经以预防、康复或支持性的治疗为主,全科医生应明智地确定治疗的最终目标,并深刻认识服务的最终目的。对于急性细菌感染性疾病以治愈为目标;慢性病以稳定阶段为主,以预防疾病复发、限制结构或功能创伤的发展、预防并发症的发生为目标。例如,高血压病人长期服用降压药同时辩证地配用中药、针灸,以期缓解症状、减轻痛苦、维护病人的自尊和尊严、改善病人的生命质量。

三、社区诊断与治疗策略

(一)社区诊断

每个社区拥有自身的特征和健康问题,正如提供完整的个人医疗保健一样,社区为基础的医疗保健应把整个社区视为一个被照顾者,评价社区的特征及健康需要,进行社区诊断,制定并实施社区卫生保健计划。采用的方法主要有:人口统计方法、流行病学方法、卫生统计方法、行为测量法、社区文献资料、健康档案和医疗活动日志、社区调查和社、区筛查等。通过以上方法综合运用,一般都能发现社区主要健康问题,主要步骤如下。

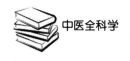

1. 确定社区诊断的目标

(1)诊断社区的卫生需求或需要:发现社区的主要卫生问题,确定社区的需要和需求的优先顺序。也可以是较特异的目标,如促进新生儿的健康质量或预防治疗高血压。

(2)界定目标社区或社区内的某类人群:目标社区可由地理区域或特异人群来界定;在城市社区,尽管由于人口的变动和变异较大、病人也可能来自社区外的地区,造成界定社区的困难,但确定目标社区的界限对资料的收集和分析以及制社区卫生计划是很必要的。

2. 收集目标社区的资料

(1)社区人口学特征:社区的总人口数、年龄构成、性别比例,民族构成、人口密度、职业构成、城乡的入口分布、教育构成、出生率、结婚率、生育率、节育率、死亡率、人口增长率、平均寿命及人口老龄化状况等。

(2)社区自然环境状况:社区的位置、范围、地貌、气候、生活水源、大气质量、公共设施一交通状况、家庭居住环境及工作学习环境等。

(3)社区人文环境状况:社区教育水平、习俗、宗教、迷信等。

(4)社会环境状况:社区管理机构、模式、家庭结构和功能、人口的稳定度、社区休闲环境及社区内各项计划的执行情况等。

(5)社区经济资源:社区整体的经济产业结构、消费水平、经济水平、消费意识、发展潜力等,分布状况直接影响卫生保健服务的提供和利用。

(6)社区机构资源:医疗卫生保健机构如公私立诊所、卫生院、医院、红十字站、疗养院等;社会福利机构如基金会、社区慈善机构。文化教育机构等;社区团体如协会、工会、宗教团体等。

(7)社区人力资源:各类医务人员;卫生相关人员如行政人员、教师、宗教团体成员、居民委员会成员等。

(8)社区动员潜力:居民的社区意识、社区权力结构及运用、社区组织的活动、社区民众对卫生事业的关心程度及社区人口素质与经济能力等。

(9)社区健康状况:健康问题的分布及严重程度,如发病率、患病率、就诊率、疾病谱、死因谱、病残率、社区高危人群;健康危险因素,如吸烟、酗酒、吸毒、不良饮食习惯、无定期健康检查等;社区居民的健康信念、求医行为等。

3. 社区调查

社区调查所获资料针对性强、准确性好,但要求有流行病学识和现场调查技术,所需人力、物力较多。社区诊断的调查,可以是普查、筛检等。如社区人口健康普查、社区高血压病患病调查、社区人口对性病知识的知晓情况调查、社区青少年心理状况调查等。进行社区调查之前,必须首先进行调查设计,即制定调查计划,以明确调查目的、调查对象、调查方法及开展调查步骤。如何分析收集到的资料,以保证调查研究做到有的放矢,以较少的人力、物力取得较大的效果。

4. 确定所要解决的社区卫生问题的优先顺序

根据社区人群的需要,社区资源状况的可行性、计划目标及其内容进展等。

5. 考虑干预的可行性

一旦确定了社区问题的优先顺序,就要制定解决该问题的计划,此时应考虑以下问题:社区初级保健系统能否干预该问题? 成功的可能性如何? 干预的花费怎样? 该问题是否可预防? 社区能提供多少支持?

(二)社区治疗

1. 提供咨询支持

社区咨询是建立在社区诊断基础上,针对社区居民的卫生服务需求、社区健康状况,面向社区管理者、公共卫生管理机构提供的卫生咨询服务。通过社区全科医生接触个别病例,及时地预测或掌握有关疾病在社区中的流行趋势和规律,可采取迅速有效的预防措施,有效地控制各种疾病在社。区中的流行,从社区预防的角度去维护个人及其家庭的健康。社区是个人及其家庭日常生活、社会活动和维护自身健康的重要场所和可用资源,社区健康是个人及其家庭健康的基础。因此,社区全科医生应把提供以社区为范围的医疗保健服务作为基本职责,通过其领导的社区卫生服务团队,根据社区诊断确认的社区主要健康问题和不同人群健康特征,制定和实施社区卫生服务项目,并不断地评估项目实施后的效果,以进一步改善下一轮社区健康项目计划,从而提高社区居民的健康水平,形成社区卫生事业可持续发展的良性循环。咨询是通过人际交往和人际关系而完成的一种帮助过程、教育过程和增长过程,它不是要代替人们做出明的决定,而是帮助人们做出、明智的决定。全科医生通过与病人面对面地交往,建立一种相互信任、平等相处的人际关系,以朋友、帮助者、教育者的身份,运用自己的交往技巧和相关的知识,帮助人们认识问题,做出正确的决定,最终有效地解决问题。例如,咨询者可能用丰富的知识和形象的比喻去说服对方;咨询者可能用同情、关心和感情上的共鸣去取得对方的信任;咨询者可能用自己的期望和无微不至的关怀去激励对方改变自己的行为;咨询者可能用自己的亲身经历去感化对方。因此,咨询也是一种更具艺术性的病人支持服务。

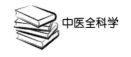

2. 加强健康教育

全科医生在进行疾病治疗过程中，应该充分利用社区卫生服务网络、社区健康维护资源、社区的人力资源、技术资源、设备资源、经济资源等卫生资源，适当地利用社区内外的社区机构、学校、工厂、团体等非医疗资源，提供全面的社区卫生服务。积极发挥团队合作作用，充当病人及其家庭和其所需要的医疗保健服务机构的协调者，有效地在社区开展健康教育，教育内容可涉及社区常见健康问题的防治方法、康复手段、社区用药原则等。

3. 会诊转诊管理

全科医生在处理健康问题时，既是治疗者，又是协调者，要学会合理利用医疗资源。如医院里各科的专科医生、社区护士、保健人员、社会工作者、营养师、修脚师，以及社会上有关机构和社会组织等。根据不同的会诊、转诊目的，决定相应的转诊专科；并根据自己的经验和掌握的资料，选择学识、技术、个性、合作程度等适于病人的专科医生；书写转诊记录，并尽可能与接诊医生交流病人的情况，包括其生理、心理和社会因素各个方面，必要时向接诊医生追踪了解处理情况，为病人提供连续性、整体性的健康照顾。

第四章　中医全科学的诊断

四诊:也叫诊法,是诊察疾病的四种基本方法。望诊,是对患者全身或局部进行有目的观察以了解病情,测知脏腑病变。闻诊,是通过听声音、嗅气味以辨别患者内在的病情,问诊,是通过对患者或陪诊者的询问以了解病情及有关情况。切诊,是诊察患者的脉候和身体其他部位,以测知体内、体外一切变化的情况。根据以上四诊合参的原则,不能以一诊代四诊,同时症状、体征与病史的收集,一定要审察准确,不能草率从事。

八纲:即阴阳、表里、寒热、虚实。张景岳称为"阴阳""六变"。四诊所得的一切资料,须用八纲加以归纳分析:寒热是分别疾病的属性;表里是分辨疾病病位与病势的浅深;虚实是分别邪正的盛衰;而阴阳则是区分疾病类别的总纲。它从总的方面,亦即最根本的方面分别疾病属阴属阳,为治疗指明总的方向。

辩证:包括病因、气血津液、脏腑、经络、六经、卫气营血和三焦辨证。各种辩证既各有其特点和适应范围,又有相互联系,并且都是在八纲辨证的基础上加以深化。

诊断与病案:诊断分常见疾病诊断和征候诊断两个方面。疾病诊断简称诊病。就是对患者所患疾病以高度概括,并给以恰当的病名。征候诊断即辩证,是对所患疾病某一阶段中证候的判断。病案,古称"诊籍",又叫医案,是临床的写实。它要求把病人的详细病情、病史、治疗经过与结果等,都如实地记录下来,是临床研究中的一个重要组成部分,为病案分析统计,经验总结,医院管理等科学研究的重要资料。因此,临床各科都应有完整病历、病案记录。

第一节　望诊

医者运用视觉,对人体全身和局部的一切可见征象以及排出物等进行有目的地观察,以了解健康或疾病状态,称为望诊。

望诊的内容主要包括:观察人的神、色、形、态、舌象、络脉、皮肤、五官九窍等情况

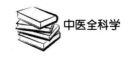

以及排泄物、分泌物、分泌物的形、色、质量等,现将望诊分为整体望诊、局部望诊、望舌、望排出物、望小儿指纹等五项叙述。舌诊和面部色诊虽属头面五官,但因舌象、面色反映内脏病变较为准确。实用价值较高。因而形成了面色诊、舌诊两项中医独特的传统诊法。故另立项目介绍。

一、整体望诊

整体望诊是通过观察全身的神、色、形、态变化来了解疾病情况。

(一)望神

望神就是观察人体生命活动的外在表现,即观察人的精神状态和机能状态。

神是生命活动的总称,其概念有广义和狭义之分:广义的神,是指整个人体生命活动的外在表现,可以说神就是生命;狭义的神,乃指人的精神活动,可以说神就是精神。望神应包括这两方面的内容。

神是以精气为物质基础的一种机能,是五脏所生之外荣。望神可以了解五脏精气的盛衰和病情轻重与预后。望神应重点观察病人的精神、意识、面目表情、形体动作、反应能力等尤应重视眼神的变化。望神的内容包括得神、失神、假神,此外神气不足、神志异常等等也应属于望神的内容。

1.得神

得神又称有神,是精充气足神旺的表现;在病中,则虽病而正气未伤,是病轻的表现,预后良好。

得神的表现是:神志清楚,语言清晰,面色荣润含蓄,表情丰富自然;目光明亮,精彩内含;反应灵敏,动作灵活,体态自如;呼吸平稳,肌肉不削。

2.失神

失神又称无神,是精损气亏神衰的表现。病至此,已属重笃,预后不良。

失神的表现是:精神萎靡,言语不清,或神昏谵语,循衣摸床,撮空理线,或卒倒而目闭口开;面色晦暗,表情淡漠或呆板;目暗睛迷,蝉神呆滞;反应迟钝,动作失灵,强迫体位;呼吸气微或喘;周身大肉已脱。

3.假神

假神是垂危患者出现的精神暂时好转的假象,是临科的预兆,并非佳兆。

假神的表现是:久病重病之人,本已失神,但突然精神转佳,目光转亮,言语不休,想见亲人;或病至语声低微断续,忽而响亮起来;或原来面色晦暗,突然颧赤如妆;或本来毫无食欲,忽然食欲增强。

假神与病情好转的区别在于：假神的出现比较突然，其"好转"与整个病情不相符，只是局部的和暂时的。由无神转为有神，是整个病情的好转，有一个逐渐变化的过程。

假神之所以出现，是由于精气衰竭已极，阴不敛阳，阳虚无所依附而外越，以致暴露出一时"好转"的假象。这是阴阳即将离绝的危候，古人比做"残灯复明""回光反照"。

4. 神气不足

神气不足是轻度失神的表现，与失神状态只是程度上的区别。它介于有神和无神之间，常见于虚证患者，所以更为多见。

神气不足的临床表现是：精神不振，健忘困倦，声低懒言，怠惰乏力，动作迟缓等等。多属心脾两亏，或肾阳不足。

5. 神志异常

神志异常也是失神的一种表现，但与精气衰竭的失神则有本质上的不同。一般包括烦躁不安，以及癫、狂、痫等。这些都是由特殊的病机和发病规律所决定的，其失神表现并不一定意味着病情的严重性。

烦躁不安，即指心中烦热不安，手足躁扰不宁的症状。烦与躁不同，烦为自觉症状，如烦恼，躁为他觉症状，如躁狂、躁动等。多与心经有火有关。可见于邪热内郁、痰火扰心、阴虚火旺等证。

癫病表现为淡漠寡言，闷闷不乐，精神痴呆，喃喃自语，或哭笑无常，多由痰气郁结，阻蔽神明所致，亦有神不守舍，心脾两虚者。

狂病多表现为疯狂怒骂，打人毁物，妄行不休，少卧不饥，甚则登高而歌，弃衣而走。

多因肝郁化火，痰火上扰神明所致。

痫病表现为突然昏倒，口吐涎沫，四肢抽搐，醒后如常。多由肝风挟痰，上窜蒙蔽清窍，或属痰火扰心，引动肝风。

(二) 望色

望色就是医者观察患者面部颜色与光泽的一种望诊方法。颜色就是色调变化，光泽则是明度变化。古人把颜色分为五种，即青、赤、黄、白、黑，称为五色诊。五色诊的部位既有面部，又包括全身，所以有面部五色诊和全身五色诊称望色，但由于五色的变化，在面部表现最明显，因此，常以望面色来阐述五色诊的内容。

望面色要注意识别常色与病色。

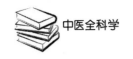

1. 常色

常色是人在正常生理状态时的面部色泽。常色又有主色、客色之分。

(1)主色:所谓主色,是指人终生不改变的基本肤色、面色。由于民族、禀赋、体质不同,每个人的肤色不完全一致。我国人民属于黄色人种,一般肤色都呈微黄,所以古人微黄为正色。在此基础上,有些人可有略白、较黑、稍红等差异。

(2)客色:人与自然环境相应,由于生活条件的变动,人的面色、肤色也相应变化叫做客色。例如,随四时、昼夜、阴晴等天时的变化,面色亦相应改变。再如,由于年龄、饮食、起居、寒暖、情绪等等变化,也可引起面色变化,也属于客色。

总之,常色有主色,客色之分,其共同特征是:明亮润泽、隐然含蓄。

2. 病色

病色是指人体在疾病状态时的面部颜色与光泽,可以认为除上述常色之外,其他一切反常的颜色都属病色。病色有青、黄、赤、白、黑五种。现将五色主病分述如下:

(1)青色:主寒证、痛证、瘀血证、惊风证、肝病。青色为经脉经阻滞,气血不通之象。寒主收引主凝滞,寒盛而留于血脉,则气滞血瘀,故面色发青。经脉气血不通,不通则痛,故痛也可见青色。肝病气机失于疏泄,气滞血瘀,也常见青色。肝病血不养筋,则肝风内动,故惊风(或欲作惊风),其色亦青。如面色青黑或苍白淡青,多属阴寒内盛;面色青灰,口唇青紫,多属心血瘀阻,血行不畅;小儿高热,面色青紫,以鼻柱,两眉间及口唇四周明显,是惊风先兆。

(2)黄色:主湿证、虚证。黄色是脾虚湿蕴表现。因脾主运化,若脾失健运,水湿不化;或脾虚失运,水谷精微不得化生气血,致使肌肤失于充养,则见黄色。

如面色淡黄憔悴称为萎黄,多属脾胃气虚,营血不能上荣于面部所致;面色发黄而且虚浮,称为黄胖,多属脾虚失运,湿邪内停所致;黄而鲜明如橘皮色者,属阳黄,为湿热熏蒸所致;黄而晦暗如烟熏者,属阴黄,为寒湿郁阻所致。

(3)赤色:主热证。气血得热则行,热盛而血脉充盈,血色上荣,故面色赤红。

热证有虚实之别。实热证,满面通红;虚热证,仅两颧嫩红。此外,若在病情危重之时,面红如妆者,多为戴阳证,是精气衰竭,阴不敛阳,虚阳上越所致。

(4)白色:主虚寒证,血虚证。白色为气血虚弱不能荣养机体的表现。阳气不足,气血运行无力,或耗气失血,致使气血不充,血脉空虚,均可呈现白色。如面色苍白而虚浮,多为阳气不足;面色淡白而消瘦,多属营血亏损;面色苍白,多属阳气虚脱,或失血过多。

(5)黑色:主肾虚证、水饮证、寒证、痛证及瘀血证。黑为阴寒水盛之色。由于肾阳虚衰,水饮不化,气化不行,阴寒内盛,血失温养,经脉拘急,气血不畅,放面色黛黑。面黑而焦干,多为肾精久耗,虚火灼阴,眼眶周围色黑,多见于肾虚水泛的水饮证;面色青黑,且剧痛者,多为寒凝瘀阻。

（三）望形体

望形体既望人体的宏观外貌,包括身体的强弱胖瘦,体型特征、躯干四肢、皮肉筋骨等等。人的形体组织内合五脏,故望形体可以测知内脏精气的盛衰。内盛则外强,内衰则外弱。

人的形体有壮、弱、肥、瘦之分。凡形体强壮者,多表现为骨骼粗大,胸廓宽厚、肌肉强健、皮肤润泽,反映脏腑精气充实,虽然有病,但正气尚充,预后多佳。

凡形体衰弱者,多表现为骨骼细小,胸廓狭窄、肌肉消瘦,皮肤干涩,反映脏腑精气不足,体弱易病,若病则预后较差。

肥而食少为形盛气虚,多肤白无华,少气乏力,精神不振。这类病人还常因阳虚水湿不化而聚湿生痰,故有"肥人多湿"之说。

如瘦而食少为脾胃虚弱。形体消瘦,皮肤干燥不荣,并常伴有两颧发红,潮热盗汗,五心烦热等症者,多属阴血不足,内有虚火之证,故又有"瘦人多火"之说。其严重者,消瘦若达到"大肉脱失"的程度,卧床不起,则是脏腑精气衰竭的危象。

（四）望姿态

正常的姿态是舒适自然,运动自如,反应灵敏,行住坐卧各随所愿,皆得其中。在疾病中,由于阴阳气血的盛衰,姿态也随之出现异常变化,不同的疾病产生不同的病态。望姿态,主要是观察病人的动静姿态、异常动作及与疾病有关的体位变化。如病人睑、面、唇、指(趾)不时颤动,在外感病中,多是发痉的预兆;在内伤杂病中,多是血虚阴亏,经脉失养。

四肢抽搐或拘挛,项背强直,角弓反张,属于痉病,常见于肝风内动之热极生风、小儿高热惊厥、温病热入营血、也常见于气血不足筋脉失养。此外,痫证、破伤风、狂犬病等,亦致动风发痉。战栗常见于疟疾发作,或外感邪正相争欲作战汗之兆。手足软弱无力,行动不灵而无痛,是为痿证。关节肿大或痛,以致肢体行动困难,是为痹证。四肢不用,麻木不仁,或拘挛,或痿软,皆为瘫痪。若猝然昏倒,而呼吸自续,多为厥证。

痛证也有特殊姿态。以手护腹,行则前倾,弯腰屈背,多为腹痛,以手护腰,腰背板直,转动艰难,不得俯仰,多为腰腿痛;行走之际,突然停步,以手护心,不敢行动,多为真心痛。蹙额捧头,多为头痛。

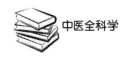

如病人畏缩多衣,必恶寒喜暖,非表寒即里寒;病人常欲揭衣被,则知其恶热喜冷,非表热即里热。伏首畏光,多为目疾;仰首喜光,多为热病,阳证多欲寒,欲得见人;阴证则欲得温,欲闭户独处,恶闻人声。

从坐形来看,坐而喜伏,多为肺虚少气;坐而喜仰,多属肺实气逆;但坐不得卧,卧则气逆,多为咳喘肺胀,或为水饮停于胸腹。但卧不耐坐,坐则神疲或昏眩,多为气血双亏或脱血夺气。坐而不欲起者,多为阳气虚。坐卧不安是烦躁之征,或腹满胀痛之故。

从卧式来看,卧时常向外,身轻能自转侧,为阳证、热证、实证;反之,卧时喜向里,身重不能转侧,多为阴证、寒证、虚证;若病重至不能自己翻身转侧时,多是气血衰败已极,预后不良。蜷卧成团者,多为阳虚畏寒,或有剧痛;反之,仰面伸足而卧,则为阳证热盛而恶热。

二、局部望诊

望局部情况,或称分部望诊,是在整体望诊的基础上,根据病情或诊断需要,对病人身体某些局部进行重点、细致地观察。因为整体的病变可以反映在局部,所以望局部有助于了解整体的病变情况。

（一）望头面部

1. 望头

望头部主要是观察头之外形、动态及头发的色质变化及脱落情况。以了解脑、肾的病变及气血的盛衰。

（1）望头形:小儿头形过大或过小,伴有智力低下者,多因先天不足,肾精亏虚。头形过大。可因脑积水引起。望小儿头部,尤须诊察颅囟。若小儿囟门凹陷,称为囟陷,是津液损伤,脑髓不足之虚证,囟门高突,称自填,多为热邪亢盛,见于脑髓有病;若小儿囟门迟迟不能闭合,称为解颅,是为肾气不足,发育不良的表现。无论大人或小儿,头摇不能自主者,皆为肝风内动之兆。

（2）望发:正常人发多浓密色黑而润泽,是肾气充盛的表现。发稀疏不长,是肾气亏虚。

发黄干枯,久病落发,多为精血不足。若突然出现片状脱发,为血虚受风所致。青少年落发,多因肾虚或血热。青年白发,伴有健忘,腰膝酸软者,属肾虚;若无其他病象者,不属病态。

小儿发结如穗,常见于疳积病。

2. 望面部

面部的神色望诊,已于前述。这里专述面部外形变化。面肿,多见于水肿病。

腮肿,腮部一侧或两侧突然肿起,逐渐胀大,并且疼痛拒按,多兼咽喉肿痛或伴耳聋,多属温毒,见于痄腮。面部口眼歪斜,多属中风症。面呈惊怖貌,多见于小儿惊风,或狂犬病患者,面呈苦笑貌,见于破伤风病人。

（二）望五官

望五官是对目、鼻、耳、唇、口、齿龈、咽喉等头部器官的望诊。诊察五官的异常变化,可以了解脏腑病变。

1. 望目

望目主要望目的神、色、形、态。

(1)目神:人之两目有无神气,是望神的重点。凡视物清楚,精彩内含,神光充沛者,是眼有神;若白睛混浊,黑睛晦滞,失却精彩,浮光暴露,是眼无神。

(2)目色:如目眦赤,为心火;白睛赤为肺火;白睛现红络,为阴虚火旺;眼胞皮红肿湿烂为脾火;全目赤肿之眵,迎风流泪,为肝经风热。如目眵淡白是血亏。白睛变黄,是黄疸之征。眼眶周围见黑色,为肾虚水泛之水饮病,或寒湿下注的带下病。

(3)目形:目窠微肿,状如卧蚕,是水肿初起,老年人下脸浮肿,多为肾气虚衰。目窝凹陷,是阴液耗损之征,或因精气衰竭所致。眼球空起而喘,为肺胀;眼突而预肿则为瘿肿。

(4)目态:目睛上视,不能转动,称戴眼反折,多见于惊风、痉厥或精脱神衰之重证。

横目斜视是肝风内动的表现。眼睑下垂,称"睑废"。双睑下垂,多为先天性睑废,属先天不足,脾肾双亏。单睑下垂或双睑下垂不一,多为后天性睑废,因脾气虚或外伤后气血不和,脉络失于宣通所致。瞳仁扩大,多属肾精耗竭,为濒死危象。

2. 望鼻

望鼻主要是审察鼻之颜色、外形及其分泌物等变化。

(1)鼻之色泽:鼻色明润,是胃气未伤或病后胃气来复的表现。鼻头色赤,是肺热之征;色白是气虚血少多征;色黄是里有湿热;色青多为腹中痛;以微黑是有水气内停。

鼻头枯槁,是脾胃虚衰,胃气不能上荣之候。鼻孔干燥,为阴虚内热,或燥邪犯肺;若鼻燥衄血,多因阳亢于上所致。

(2)鼻之形态:鼻头或鼻同色红,生有丘疹者,多为酒糟鼻。因胃火熏肺,血壅肺络所致。鼻孔内赘生小肉,撑塞鼻孔,气息难通,称为鼻痔,多由肺经风热凝滞而成。

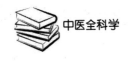

鼻翼翕动频繁呼吸喘促者,称为"鼻煽"。如久病鼻煽,是肺肾精气虚衰之危证;新病鼻煽,多为肺热。

(3)鼻之分泌物:鼻流清涕,为外感风寒;鼻流浊涕,为外感风热;鼻流浊涕而腥臭,是鼻渊,多因外感风热或胆经蕴热所致。

3. 望耳

望耳应注意耳的色泽、形态及耳内的情况。

(1)耳廓诸部位候脏腑:耳廓上的一些特定部位与全身各部有一定的联系,其分布大致像一个在子宫内倒置的胎儿,头颅在下,臂足在上。当身体的某部有了病变时,在耳廓的某些相应部位,就可能出现充血、变色、丘疹、水泡、脱屑、糜料或明显的压痛等病理改变,可供诊断时参考。

(2)耳之色泽:正常耳部色泽微黄而红润。全耳色白多属寒证;色青而黑多主痛证;耳轮焦黑干枯,是肾精亏极,精不上荣所致;耳背有红络,耳根发凉,多是麻疹先兆。耳部色泽总以红润为佳,如见黄、白、青、黑色,都属病象。

(3)耳之形态:正常人耳部肉厚而润泽,是先天肾气充足之象。若耳廓厚大,是形盛;耳廓薄小,乃形亏。耳肿大是邪气实;耳瘦削为正气虚。耳薄而红或黑,属肾精亏损。耳轮焦干多见于下消证。耳轮甲错多见于久病血瘀。耳轮萎缩是肾气竭绝之危候。

(4)耳内病变:耳内流脓,是为脓耳。由肝胆湿热,蕴结日久所致。耳内长出小肉,其形如羊奶头者,称为"耳痔"或如枣核,胬出耳外,触之疼痛者,是为"耳挺"。皆因肝经郁火,或肾经相火,胃火郁结而成。

4. 望口与唇

望唇要注意观察唇口的色泽和动态变化。

(1)察唇:唇部色诊的临床意义与望面色同,但因唇黏膜薄而透明,故其色泽较之面色更为明显。唇以红而鲜润为正常。若唇色深红,属实、属热;唇色淡红多虚、多寒;唇色深红而干焦者,为热极伤津;唇色嫩红为阴虚火旺;唇色淡白,多属气血两虚;唇色青紫者常为阳气虚衰,血行郁滞的表现。嘴唇干枯皱裂,是津液已伤,唇失滋润。唇口糜烂,多由脾胃积热,热邪灼伤。唇内溃烂,其色淡红,为虚火上炎。唇边生疮,红肿疼痛,为心脾积热。

(2)望口:望口须注意口之形态:口噤:口闭而难张。如口闭不语,兼四肢抽搐,多为痉病或惊风;如兼半身不遂者,为中风入脏之重证。口撮:上下口唇紧聚之形。常见于小儿脐风或成人破伤风。口僻:口角或左或右喝斜之状,为中风症。口张:口开而不闭。如口张而气但出不返者,是肺气将绝之候。

5. 望齿与龈

望齿龈应注意其色泽、形态和润燥的变化。

(1)望齿:牙齿不润泽,是津液未伤。牙齿干燥,是胃津受伤;齿燥如石,是胃肠热极,津液大伤;齿燥如枯骨肾精枯竭,不能上荣于齿的表现,牙齿松动稀疏,齿根外露,多属肾虚或虚火上炎。病中咬牙龄齿是肝风内动之征。睡中龄齿,多为胃热或虫积。牙齿有洞腐臭,多为龋齿,欲称“虫牙”。

(2)察龈:龈红而润泽是为正常。如龈色淡白,是血虚不荣;红肿或兼出血多属胃火上炎。龈微红,微肿而不痛,或兼齿缝出血者,多属肾阴不足,虚火上炎;龈色淡白而不肿痛,齿缝出血者,为脾虚不能摄血。牙龈腐烂,流腐臭血水者,是牙疳病。

6. 望咽喉

咽喉疾患的症状较多,这里仅介绍一般望而可及的内容。如咽喉红肿而痛,多属肺胃积热;红肿而溃烂,有黄白腐点是热毒深极;若鲜红娇嫩,肿痛不甚者,是阴虚火旺。

如咽部两侧红肿突起如乳突,称乳蛾,是肺胃热盛,外感风邪凝结而成。如咽间有灰白色假膜,擦之不去,重擦出血,随即复生者,是白喉,因其有传染性,故又称“疫喉”。

(三)望躯体

躯体部的望诊包括颈项、胸、腹、腰、背及前后二阴的诊察。

1. 望颈项部

颈项是连接头部和躯干的部分,其前部称为颈,后部称为项。颈项部的望诊,应注意外形和动态变化。

(1)外形变化:颈前颌下结喉之处,有肿物和瘤,可随吞咽移动,皮色不变也不疼痛,缠绵难消,且不溃破,为颈瘿,俗称“大脖子”。颈侧颌下,肿块如垒,累累如串珠,皮色不变,初觉疼痛,谓之瘰疬。

(2)动态变化:如颈项软弱无力,谓之项软。后项强直,前俯及左右转动困难者,称为项强。如睡醒之后,项强不便,称为落枕。颈项强直、角弓反张,多为肝风内动。

2. 望胸部

隔膜以上,锁骨以下的躯干部谓之胸。望胸部要注意外形变化。

正常人胸部外形两侧对称,呼吸时活动自如。如小儿胸廓向前向外突起,变成畸形,称为鸡胸,多因先天不足,后天失调,骨骼失于充养。若胸似桶状,咳喘、羸瘦者,是

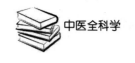

风邪痰热,壅滞肺气所致。患者肋间饱胀,咳则引痛,常见于饮停胸胁之悬饮证。如肋部硬块突起,连如串珠,是佝偻病,因肾精不足,骨质不坚,骨软变形。乳房局部红肿,甚至溃破流脓的,是乳痈,多因肝失疏泄,乳汁不畅,乳络壅滞而成。

3. 望腹部

隔膜以下,骨盆以上的躯干是腹部。腹部望诊主要诊察腹部形态变化。

如腹皮绷紧,胀大如鼓者,称为膨胀。其中,立、卧位腹部均高起,按之不坚者为气臌。

若立位腹部膨胀,卧位则平坦,摊向身侧的,属水臌。病人腹部凹陷如舟者,称腹凹,多见于久病之人,脾胃元气大亏,或新病阴津耗损,不充形体。婴幼儿脐中有包块突出,皮色光亮者谓之脐突,又称脐疝。

4. 望背部

由项至腰的躯干后部称为背。望背部主要观察其形态变化。

如脊骨后突,背部凸起的称为龟背,常因小儿时期,先天不足,后天失养,骨失充,脊柱变莆所致。若患者病中头项强直,腰背向前弯曲,反折如弓状者,称为角弓反张,常见于破伤风或痉病。痈、疽、疮、毒,生于脊背部位的统称发背,多因火毒凝滞肌腠而成。

5. 望腰部

季肋以下,髂崤以上的躯干后部谓之腰。望腰部主要观察其形态变化。

如腰部疼痛,转侧不利者,称为腰部拘急,可因寒湿外侵,经气不畅,或外伤闪挫,血脉凝滞所致。腰部皮肤生有水疱,如带状簇生,累累如珠的,叫缠腰火丹。

6. 望前阴

前阴又称"下阴"是男女外生殖器及尿道的总称。前阴有生殖和排尿的作用。

(1)阴囊:阴囊肿大不痒不痛,皮泽透明的,是水疝。阴囊肿大,疼痛不硬的是颓疝。阴囊内有肿物,卧则入腹,起则下坠,名为狐疝。

(2)阴茎:阴茎萎软,缩入小腹的是阴缩,内因阳气亏虚,外感寒凝经脉而成。如阴茎硬结,破溃流脓者,常见于梅毒内陷,毒向外攻之下疳证。

(3)女阴:妇女阴中突物如梨状,称阴挺。因中气不足,产后劳累,升提乏力,致胞宫下坠阴户之外。

7. 望后阴

后阴即肛门,又称"魄门",有排大便的作用。后阴望诊要注意脱肛,痔瘘和肛裂。

肛门上段直肠脱出肛外,名为脱肛。肛门内外之周围有物突出,肛周疼痛,甚至便时出血者,是为痔疮,其生于肛门之外者,称外痔;生于肛门之内者,叫内痔;内外皆有,叫混合痔。若痔疮溃烂,日久不愈,在肛周发生瘘管,管道或长或短,或有分支或通人直肠,叫肛瘘。肛门有裂口,疼痛,便时流血,称肛裂。

（四）望四肢

四肢,是两下肢和两上肢的总称。望四肢主要是诊察手足、掌腕、指趾等部位的形态色泽变化。

1. 望手足

手足拘急,屈伸不利者,多因寒凝经脉。其中,屈而不伸者,是筋脉挛急;伸而不屈的,是关节强直。手足抽搐常见于邪热亢盛,肝风内动之痉病;扬手掷足,是内热亢盛,热扰心神。手足振摇不定,是气血俱虚,肝筋失养,虚风内动的表现。四肢肌肉萎缩,多因脾气亏虚,营血不足,四肢失荣之故。半身不遂是瘫痪病。足痿不行,称下痿证。胫肿或跗肿指压留痕,都是水肿之征。足膝肿大而股胫瘦削,是鹤膝风。

2. 望掌腕

掌心皮肤燥裂,疼痛,迭起脱屑,称鹅掌风。

3. 望指趾

手指挛急,不能伸直者,是"鸡爪风"。指趾关节肿大变形,屈伸不便,多系风湿久凝,肝肾亏虚所致。足趾皮肤紫黑,溃流败水,肉色不鲜,味臭痛剧,为脱疽。

（五）望皮肤

望皮肤要注意皮肤的色泽及形态改变。

1. 色泽

皮肤色泽亦可见五色,五色诊亦适用于皮肤望诊。临床常见而又有特殊意义者,为发赤、发黄。

(1)皮肤发赤,皮肤忽然变红,如染脂涂丹,名曰"丹毒"。可发于全身任何部位,初起鲜红如云片,往往游走不定,甚者遍身。发于头面者称"抱头火丹",发于躯干者称"丹毒",发于胫踝者称"流火"。因部位、色泽、原因不同而有多种名称,但诸丹总属心火偏旺,又遇风热恶毒所致。

(2)皮肤发黄,皮肤、面目、爪甲皆黄,是黄疸病。分阳黄、阴黄二大类。阳黄,黄色鲜明如橘子色,多因脾胃或肝胆湿热所致。阴黄,黄色晦暗如烟熏,多因脾胃为寒湿所困。

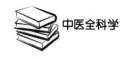

2.形态

（1）皮肤虚浮肿胀,按有压痕,多属水湿泛滥。皮肤干瘪枯燥,多为津液耗伤或精血亏损,皮肤干燥粗糙,状如鳞甲称肌肤甲错。多因瘀血阻滞,肌失所养而致。

（2）痘疮:皮肤起疱,形似豆粒,故名。常伴有外感证候,包括天花水痘等病。

（3）斑疹:斑和疹都是皮肤上的病变,是疾病过程中的一个症状。斑色红,点大成片,平摊于皮肤下,摸不应手。由于病机不同,而有阳斑与阴斑之别。疹形如粟粒,色红而高起,模之碍手,由于病因不同可分为麻疹、风疹、荨麻疹等等。

（4）白㾦与水泡:白㾦与水泡都是高出皮肤的病疹,疱内为水液,白㾦是细小的丘疱疹,而水泡则泛指大小不一的一类疱疹。

（5）痈、疽、疔、疖:都为发于皮肤体表部位有形可诊的外科疮疡疾患。四者的区别是:

凡发病局部范围较大,红肿热痛,根盘紧束的为痈。若漫肿无头,根脚平塌,肤色不变,不热少痛者为疽。若范围较小,初起如粟,根脚坚硬较深,麻木或发痒,继则顶白而痛者为疔。

起于浅表,形小而圆,红肿热痛不甚,容易化脓,脓溃即愈为疖。

三、望舌

望舌属五官的内容之一。但其内容非常丰富,至今已发展成为专门的舌诊,故另立一节阐述。

舌诊以望舌为主,还包括舌觉（味觉）诊法之问诊与扪擦揩刮之切诊。望舌是通过观察舌象进行诊断的一种望诊方法之一。舌象是由舌质和舌苔两部分的色泽形态所构成的形象。

所以望舌主要是望舌质和望舌苔。

（一）舌与脏腑经络的关系

舌与内脏的联系,主要是通过经脉的循行来实现的。据《内经》记载,心、肝、脾、肾等脏及膀胱,三焦、胃等腑均通过经脉、经别或经筋与舌直接联系。至于肺、小肠、大肠、胆等,虽与舌无直接联系,但手足太阴相配,手足太阳相配,手足少阳相配,手足阳明相配,故肺、小肠、胆、大肠之经气,亦可间接通于舌。所以说,舌不仅是心之苗窍,脾之外候,而且是五脏六腑之外候。在生理上,脏腑的精气可通过经脉联系上达于舌,发挥其营养舌体并维持舌的正常功能活动。在病理上,脏腑的病变,也必须影响精气的变化而反映于舌。

从生物全息律的观点来看,任何局部都近似于整体的缩影,舌也不例外,故前人有舌体应内脏部位之说。其基本规律是:上以候上,中以候右,下以候下。具体划分法有下列三种。

1. 以脏腑分属诊舌部位

心肺居上,放以舌尖主心肺;脾胃居中,故以舌中部主脾胃;肾位于下,故以舌根部来主肾;肝胆居躯体之侧,故以舌边主肝胆,左边属肝,右边属胆。这种说法,一般用于内伤杂病。

2. 以三焦分属诊舌部位

以三焦位置上下次序来分属诊舌部位,舌尖主上焦,舌中部主中焦,舌根部主下焦。这种分法多用于外感病变。

3. 以胃脘分属诊舌部位

以舌尖部主上脘,舌中部主中脘,舌根部主下脘。这种分法,常用于胃肠病变。

以舌的各部分候脏腑,这是目前研究生物全息律的课题之一,虽说法不一,但都有参考价值,临床诊断上,可结合舌质舌苔的诊察加以验证,但必四诊合参,综合判断,不可过于机械拘泥。

(二)望舌的内容

望舌内容可分为望舌质和舌苔两部分。舌质又称舌体,是舌的肌肉和脉络等组织。望舌质又分为望神、色、形、态四方面。舌苔是舌体上附着的一层苔状物,望舌苔可分望苔色望苔质两方面。

正常舌象,简称"淡红舌、薄白苔"。具体说,其舌体柔软,运动灵活自如,颜色淡红而红活鲜明;其胖瘦老嫩大小适中,无异常形态;舌苔薄白润泽,颗粒均匀,薄薄地铺于舌面,揩之不去,其下有根与舌质如同一体,干湿适中,不粘不腻等。总之,将舌质、舌苔各基本因素的正常表现综合起来,便是正常舌象。

1. 望舌质

(1)舌神:舌神主要表现在舌质的荣润和灵动方面。察舌神之法,关键在于辨荣枯。

荣者,荣润而有光彩,表现为舌的运动灵活,舌色红润,鲜明光泽、富有生气,是谓有神,虽病亦属善候。枯者,枯晦而无光彩,表现为舌的运动不灵,舌质干枯,晦暗无光,是谓无神,属凶险恶候。可见舌神之有无,反映了脏腑、气血、津液之盛衰,关系到疾病预后的吉凶。

(2)舌色:色,即舌质的颜色。一般可分为淡白、淡红、红、绛、紫、青几种。除淡红

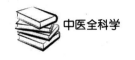

色为正常舌色外,其余都是主病之色。

①淡红舌:舌色白里透红,不深不浅,淡红适中,此乃气血上荣之表现,说明心气充足,阳气布化,故为正常舌色。

②淡白舌:舌色较淡红舌浅淡,甚至全无血色,称为淡白舌。由于阳虚生化阴血的功能减退,推动血液运行之力亦减弱,以致血液不能营运于舌中,故舌色浅淡而白。所以此舌主虚寒或气血双亏。

③红舌:舌色鲜红,较淡红舌为深,称为红舌。因热盛致气血沸涌、舌体脉络充盈,则舌色鲜红,故主热证。可见于实证,或虚热证。

④绛舌:绛为深红色,较红舌颜色更深浓之舌。称为绛舌。主病有外感与内伤之分。在外感病为热入营血。在内伤杂病,为阴虚火旺。

⑤紫舌:紫舌总由血液运行不畅,瘀滞所致。故紫舌主病,不外寒热之分。热盛伤津,气血壅滞,多表现为绛紫而干枯少津。寒凝血瘀或阳虚生寒,舌淡紫或青紫湿润。

⑥青舌:舌色如皮肤暴露之"青筋",全无红色,称为青舌,古书形容如水牛之舌。由于阴寒邪盛,阳气郁而不宣,血液凝而瘀滞,故舌色发青。主寒凝阳郁,或阳虚寒凝,或内有瘀血。

(3)舌形:是指舌体的形状,包括老嫩、胖瘦、胀瘪、裂纹、芒刺、齿痕等异常变化。

①苍老舌:舌质纹理粗糙,形色坚敛,谓苍老舌。不论舌色苔色如何,舌质苍老者都属实证。

②娇嫩舌:舌质纹理细腻,其色娇嫩,其形多浮胖,称为娇嫩舌,多主虚证。

③胀大舌:分胖大和肿胀。舌体较正常舌大,甚至伸舌满口,或有齿痕,称胖大舌。舌体肿大,胀塞满口,不能缩回闭口,称肿胀舌,胖大舌。多因水饮痰湿阻滞所致。肿胀舌,多因热毒、酒毒致气血上壅,致舌体肿胀,多主热证或中毒病证。

④瘦薄:舌体瘦小枯薄者,称为瘦薄舌。总由气血阴液不足,不能充盈舌体所致。主气血两虚或阴虚火旺。

⑤芒刺:舌面上有软刺(即舌乳头),是正常状态,若舌面软刺增大,高起如刺,摸之刺手,称为芒刺舌。多因邪热亢盛所致。芒刺越多,邪热愈甚。根据芒刺出现的部位,可分辨热在内脏,如舌尖有芒刺,多为心火亢盛;舌边有芒刺,多属肝胆火盛;舌中有芒刺,主胃肠热盛。

⑥裂纹:舌面上有裂沟,而裂沟中无舌苔覆盖者,称裂纹舌。多因精血亏损,津液耗伤、舌体失养所致。故多主精血亏损。此外,健康人中大约有0.5%的人在舌面上有纵横向深沟,称先天性舌裂,其裂纹中多有舌苔覆盖,身体无其他不适,与裂纹舌

不同。

⑦齿痕:舌体边缘有牙齿压印的痕迹,故称齿痕舌。其成因多由脾虚不能过化水湿,以致湿阻于舌而舌体胖大,受齿列挤压而形成齿痕。所以齿痕常与胖嫩舌同见,主脾虚或湿盛。

(4)舌态:指舌体运动时的状态。正常舌态是舌体活动灵敏,伸缩自如,病理舌态有强硬、痿软、舌纵、短缩、麻痹、颤动、歪斜、吐弄等。

①强硬:舌体板硬强直,运动不灵,以致语言蹇涩不清,称为强硬舌。多因热扰心神、舌无所主或高热伤阴、筋脉失养,或痰阻舌络所致。多见于热入心包,高热伤津,痰浊内阻、中风或中风先兆等证。

②痿软:舌体软弱、无力屈伸,痿废不灵,称为痿软舌。多因气血虚极,阴液失养筋脉所致。可见于气血俱虚,热灼津伤,阴亏已极等证。

③舌纵:舌伸出口外,内收困难,或不能回缩,称为舌纵。总由舌之肌肉经筋舒纵所致。可见于实热内盛,痰火扰心及气虚证。

④短缩:舌体紧缩而不能伸长,称为短缩舌。可因寒凝筋脉,舌收引挛缩;内阻痰湿,引动肝风,风邪挟痰,梗阻舌根;热盛伤津,筋脉拘挛;气血俱虚,舌体失于濡养温煦所致。无论因虚因实,皆属危重征候。

⑤麻痹:舌有麻木感而运动不灵的,叫舌麻痹。多因营血不能上营于舌而致。若无故舌麻,时作时止,是心血虚;若舌麻而时发颤动,或有中风症状,是肝风内动之候。

⑥颤动:舌体震颤抖动,不能自主,称为颤动舌。多因气血两虚,筋脉失养或热极伤津而生风所致。可见于血虚生风及热极生风等证。

⑦歪斜:伸舌偏斜一侧,舌体不正,称为歪斜舌。多因风邪中络,或风痰阻络所致,也有风中脏腑者,但总因一侧经络、经筋受阻,病侧舌肌弛缓,故向健侧偏斜。多见于中风症或中风先兆。

⑧吐弄:舌常伸出口外者为"吐舌";舌不停舐上下左右口唇,或舌微出口外,立即收回,皆称为"弄舌"。二者合称为吐弄舌,皆因心、脾二经有热,灼伤津液,以致筋脉紧缩频频动摇。弄舌常见于小儿智能发育不全。

2. 望舌苔

正常的舌苔是由胃气上蒸所生,故胃气的盛衰,可从舌苔的变化上反映出来。病理舌苔的形成,一是胃气夹饮食积滞之浊气上升而生;一是邪气上升而形成。望舌苔,应注意苔质和苔色两方面的变化。

(1)苔质:苔质指舌苔的形质。包括舌苔的厚薄、润燥、糙粘、腐腻、剥落、有根无

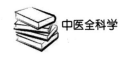

根等变化。

①厚薄:厚薄以"见底"和"不见底"为标准。凡透过舌苔隐约可见舌质的为见底,即为薄苔。由胃气所生,属正常舌苔,有病见之,多为疾病初起或病邪在表,病情较轻。不能透过舌苔见到舌质的为不见底,即是厚苔。多为病邪入里,或胃肠积滞,病情较重。舌苔由薄而增厚,多为正不胜邪,病邪由表传里,病情由轻转重,为病势发展的表现;舌苔由厚变薄,多为正气来复,内郁之邪得以消散外达,病情由重转轻,病势退却的表现。

②润燥:舌面润泽,干湿适中,是润苔。表示津液未伤;若水液过多,扪之湿而滑利,甚至伸舌涎流欲滴,为滑苔。是有湿有寒的反映,多见于阳虚而痰饮水湿内停之证。若望之干枯,扪之无津,为燥苔,由津液不能上承所致。多见于热盛伤津、阴液不足,阳虚水不化津,燥气伤肺等证。舌苔由润变燥,多为燥邪伤津,或热甚耗津,表示病情加重;舌苔由燥变润,多为燥热渐退,津液渐复,说明病情好转。

③腐腻:苔厚而颗粒粗大疏松,形如豆腐渣堆积舌面,揩之可去,称为"腐苔"。因体内阳热有余,蒸腾胃中腐浊之气上泛而成,常见于痰浊、食积,且有胃肠郁热之证。苔质颗粒细腻致密,揩之不去,刮之不脱,上面罩一层不同腻状黏液,称为"腻苔"多困脾失健运,湿浊内盛,阳气被阴邪所抑制而造成,多见于痰饮、湿浊内停等证。

④剥落:患者舌本有苔,忽然全部或部分剥脱,剥处见底,称剥落苔。若全部剥脱,不生新苔,光洁如镜,称镜面舌、光滑舌。由于胃阴枯竭、胃气大伤、毫无生发之气所致。无论何色,皆属胃气将绝之危候。若舌苔剥脱不全,剥处光滑,余处斑斑驳驳地残存舌苔,称花剥苔,是胃之气阴两伤所致。舌苔从有到无,是胃的气阴不足,正气渐衰的表现;但舌苔剥落之后,复生薄白之苔,乃邪去正胜,胃气渐复之佳兆。值得注意的是,无论舌苔的增长或消退,都以逐渐转变为佳,倘使舌苔骤长骤退,多为病情暴变征象。

⑤有根苔与无根苔:无论苔之厚薄,若紧贴舌面,似从舌里生出者是为有根苔,又叫真苔;若苔不着实,似浮涂舌上,刮之即去,非如舌上生出者,称为无根苔,又叫假苔。有根苔表示病邪虽盛,但胃气未衰;无根苔表示胃气已衰。

总之,观察舌苔的厚薄可知病的深浅;舌苔的润燥,可知津液的盈亏;舌苔的腐腻,可知湿浊等情况;舌苔的剥落和有根、无根,可知气阴的盛衰及病情的发展趋势等。

(2)苔色:苔色,即舌苔之颜色。一般分为白苔、黄苔和灰、黑四类及兼色变化,由于苔色与病邪性质有关。所以观察苔色可以了解疾病的性质。

①白苔:一般常见于表证、寒证。由于外感邪气尚未传里,舌苔往往无明显变化,

仍为正常之薄白苔。若舌淡苔白而湿润,常是里寒证或寒湿证。但在特殊情况下,白苔也主热证。如舌上满布白苔,如白粉堆积,扪之不燥,为"积粉苔"是由外感秽浊不正之气,毒热内盛所致。常见于瘟疫或内痈。再如苔白燥裂如砂石,扪之粗糙,称"糙裂苔",皆因湿病化热迅速,内热暴起,津液暴伤,苔尚未转黄而里热已炽,常见于温病或误服温补之药。

②黄苔:一般主里证、热证。由于热邪熏灼,所以苔现黄色。淡黄热轻,深黄热重,焦黄热结。外感病,苔由白转黄,为表邪入里化热的征象。若苔薄淡黄,为外感风热表证或风寒化热。或舌淡胖嫩,苔黄滑润者,多是阳虚水湿不化。

③灰苔:灰苔即浅黑色。常由白苔晦暗转化而来,也可与黄苔同时并见。主里证,常见于里热证,也见于寒湿证。苔灰而干,多属热炽伤津,可见外感热病,或阴虚火旺,常见于内伤染病。苔灰而润,见于痰饮内停,或为寒湿内阻。

④黑苔:黑苔多由焦黄苔或灰苔发展而来,一般来讲,所主病证无论寒热,多属危重。

苔色越黑,病情越重。如苔黑而燥裂,甚则生芒刺,为热极津枯;苔黑而燥,一见于舌中者,是肠燥屎结,或胃将败坏之兆;见于舌根部,是下焦热甚;见于舌尖者,是心火自焚;苔黑而滑润,舌质淡白,为阴寒内盛,水湿不化;苔黑而黏腻,为痰湿内阻。

3.舌质与舌苔的综合诊察

疾病的发展过程,是一个复杂的整体性变化过程,因此在分别掌握舌质、舌苔的基本变化及其主病时,还应同时分析舌质和舌苔的相互关系。一般认为察舌质重在辨正气的虚实,当然也包括邪气的性质;察舌苔重在辨邪气的浅深与性质,当然也包括胃气之存亡。从二者的联系而言,必须合参才认识全面,无论二者单独变化还是同时变化,都应综合诊察。在一般情况下,舌质与舌苔变化是一致的,其主病往往是各自主病的综合。如里实热证,多见舌红苔黄而干;里虚寒证多舌淡苔白而润。这是学习舌诊的执简驭繁的要领,但是也有二者变化不一致的时候,故更需四诊合参,综合评判。如苔白虽主寒主湿,但若红绛舌兼白干苔,则属燥热伤津,由于燥气化火迅速,苔色尚未转黄,便已入营;再如白厚积粉苔,亦主邪热炽盛,并不主寒;灰黑苔可属热证,亦可属寒证,须结合舌质润燥来辨。有时二者主病是矛盾的,但亦需合看。如红绛色白滑腻苔,在外感属营分有热,气分有湿;在内伤为阴虚火旺,又有痰浊食积。可见学习时可分别掌握,运用时必综合诊察。

(三)望舌方法与注意事项

望舌要获得准确的结果,必须讲究方式方法,注意一些问题,兹分述如下:

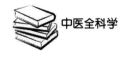

1. 伸舌姿势

望舌时要求患者把舌伸出口外,充分暴露舌体。口要尽量张开,伸舌要自然放松,毫不用力,舌面应平展舒张,舌尖自然垂向下唇。

2. 顺序

望舌应循一定顺序进行,一般先看舌苔,后看舌质,按舌尖、舌边、舌中、舌根的顺序进行。

3. 光线

望舌应以充足而柔和的自然光线为好,面向光亮处,使光线直射口内,要避开有色门窗和周围反光较强的有色物体,以免舌苔颜色产生假象。

4. 饮食

饮食对舌象影响也很大;常使舌苔形、色发生变化。由于咀嚼食物反复摩擦,可使厚苔转薄;刚刚饮水,则使舌面湿润;过冷、过热的饮食以及辛辣等刺激性食物,常使舌色改变。此外,某些食物或药物会使舌苔染色,出现假象,称为"染苔"。这些都是因外界干扰导致的一时性虚假舌质或舌苔,与患者就诊时的病变并无直接联系,不能反映病变的本质。因此,临床遇到舌的苔质与病情不符,或舌苔突然发生变化时,应注意询问患者近期尤其是就诊前一段时间内的饮食,服药等情况。

四、望排出物

望排出物是观察患者的分泌物和排泄物,如痰涎、呕吐物、二便、涕唾、汗、泪、带下等。这里重点介绍痰涎、呕吐和二便的望诊,审察其色、质、形、量等变化,以了解有关脏腑的病变及邪气性质。一般排出物色泽清白,质地稀,多为寒证、虚证;色泽黄赤,质地黏稠,形态秽浊不洁,多属热证、实证;如色泽发黑,挟有块物者,多为瘀证。

(一)望痰涎

痰涎是机体水液代谢障碍的病理产物,其形成主要与脾肺两脏功能失常关系密切,故古人说:"脾为生痰之源,肺为贮痰之器"。但是与他脏也有关系。临床上分为有形之痰与无形之痰两类,这里所指的是咳唾而出的有形之痰涎。痰黄沾稠,坚而成块者,属热痰。因热邪煎熬津液所致。痰白而清稀,或有灰黑点者,属寒痰。因寒伤阳气,气不化津、湿聚,而为痰。痰白滑而量多,易咯出者,属湿痰。因脾虚不运,水湿不化,聚而成痰,而滑利易出,痰少而粘,难于咳出者,属燥痰。因燥邪伤肺。痰中带血,或咳吐鲜血者,为热伤肺络。口常流稀涎者,多为脾胃阳虚证。口常流黏涎者,多属脾蕴湿热。

（二）望呕吐物

胃中之物上逆自口而出为呕吐物。胃气以降为顺，或胃气上逆，使胃内容物随之反上出口，则成呕吐。由于致呕的原因不同，故呕吐物的性状及伴随症状亦因之而异。若呕吐物清稀无臭，多是寒呕。多由脾胃虚寒或寒邪犯胃所致。呕吐物酸臭秽浊，多为热呕。因邪热犯胃，胃有实热所致。呕吐痰涎清水，量多，多是痰饮内阻于胃。呕吐未消化的食物，腐酸味臭，多属食积。若呕吐频发频止，呕吐不化食物而少有酸腐，为肝气犯胃所致。若呕吐黄绿苦水，因肝胆郁热或肝胆湿热所致。呕吐鲜血或紫暗有块，夹杂食物残渣，多因胃有积热或肝火犯胃，或素有瘀血所致。

（三）望大便

望大便，主要是察大便的颜色及便质、便量。

大便色黄，呈条状，干湿适中，便后舒适者，是正常大便。大便清稀，完谷不化，或如鸭溏者，多属寒泻。如大便色黄稀清如糜有恶臭者，属热泻。大便色白，多属脾虚或黄疸。

大便燥结者，多属实热证。大便干结如羊屎，排出困难，或多日不便而不甚痛苦者为阴血亏虚。大便如粘冻而夹有脓血且兼腹痛，里急后重者，是痢疾。便黑如柏油，是胃络出血。小儿便绿，多为消化不良的征象。大便下血，有两种情况，如先血后便，血色鲜红的，是近血多见于痔疮出血；若先便后血，血色褐黯的，是远血，多见于胃肠病。

（四）望小便

观察小便要注意颜色，尿质和尿量的变化。

正常小便颜色淡黄，清净不浊，尿后有舒适感。如小便清长量多，伴有形寒肢冷，多属寒证。小便短赤量少，尿量灼热疼痛，多属热证。尿浑如膏脂或有滑腻之物，多是膏淋；尿有砂石，小便困难而痛，为石淋。尿中带血，为尿血，多属下焦热盛，热伤血络；尿血，伴有排尿困难而灼热刺痛者，是血淋。尿混浊如米泔水，形体日瘦多为脾肾虚损。

五、望小儿指纹

指纹，是浮露于小儿两手食指掌侧前缘的脉络。观察小儿指纹形色变化来诊察疾病的方法，称为"指纹诊法"，仅适用于三岁以下的幼儿。指纹是手太阴肺经的一个分支，故与诊寸口脉意义相似。

指纹分"风""气""命"三关，即食指近掌部的第一节为"风关"，第二节为"气关"，第三节为"命关"。

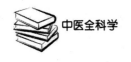

（一）望指纹的方法

将患儿抱到向光处，医者用左手的食指和拇指握住患儿食指末端，以右手大拇指在其食指掌侧，从命关向气关、风关直推几次，用力要适当，使指纹更为明显，便于观察。

（二）望指纹的临床意义

正常指纹，络脉色泽浅红兼紫，隐隐于风关之内，大多不浮露，甚至不明显，多是斜形、单枝、粗细适中。

1. 纹位变化——三关测轻重：纹位是指纹出现的部位。

根据指纹在手指三关中出现的部位，以测邪气的浅深，病情的轻重。指纹显于风关附近者，表示邪浅，病轻；指纹过风关至气关者，为邪已深入，病情较重；指纹过气关达命关者，是邪陷病深之兆；若指纹透过风、气、命三关，一直延伸到指甲端者，是所谓"透关射甲"，揭示病情危重。

2. 纹色变化——红紫辨寒热：纹色的变化，主要有红、紫、青、黑、白紫色的变化。

纹色鲜红多属外感风寒。纹色紫红，多主热证。纹色青，主风证或痛证；纹色青紫或紫黑色，是血络闭郁；纹色淡白，多属脾虚。

3. 纹形变化——浮沉分表里，淡滞定虚实：纹形，即指纹的浅、深、细、粗等变化。

如指纹浮而明显的，主病在表；沉隐不显的，主病在里。纹细而色浅淡的，多属虚证；纹粗而色浓滞的，多属实证。

总之，望小儿指纹的要点就是：浮沉分表里，红紫辨寒热，淡滞定虚实，三关测轻重，纹形色相参，留神仔细看。

第二节　问诊

问诊，是医者通过询问患者或陪诊者，了解疾病的发生、发展、治疗经过、现在症状和其他与疾病有关的情况，以诊察疾病的方法。

问诊的目的在于充分收集其他三诊无法取得的与辨证关系密切的资料。如疾病发生的时间、地点、原因或诱因以及治疗的经过、自觉症状，既往健康情况等。这些常是辨证中不可缺少的重要证据之一，掌握了这些情况有利于对疾病的病因、病位、病性作出正确的判断。

因而问诊在疾病的诊察中具有重要意义。问诊是诊察疾病重要方法,是临床诊察疾病的第一步,它可以弥补其他三种诊察方法之不足。在疾病的早期或某些情志致病,病人只有自觉常见症状,如头痛、失眠等,而无明显客观体征,问诊就尤为重要。它能提示病变的重点,有利于疾病的早期诊断。正确的问诊往往能把医生的思维判断引入正确的轨道有利于对疾病作出迅速准确的诊断。对复杂的疾病,也可通过门诊为下一步继续诊察提供线索。一般说来,病人的主观感觉最真切,某些病理信息,目前还不能用仪器测定,只有通过问诊才能获得真实的病情,在辩证中,问诊获得的资料所占比重较大,其资料最全面,最广泛。

问诊时要做到恰当准确,简要而无遗漏,应当遵循以下原则:

确定主诉:围绕主诉进行询问。问诊时,应首先明确病人的主诉是什么。因为主诉反映的多是疾病的主要矛盾。抓住了主诉,就是抓住了主要矛盾,然后围绕主要矛盾进行分析归纳,初步得出所有可能出现的疾病诊断,再进一步围绕可能的疾病诊断询问,以便最终得出确定的临床诊断或印象诊断。

问辨结合:边问边辨。门诊时,不是全部问完之后再综合分析的,而是一边问,一边对病人或陪诊者的回答加以分析辩证,采取类比的方法,与相似证中的各个方面加以对比,缺少哪些情况的证据就再进一步询问那些方面,可以使问诊的目的明确,做到详而不繁,简而不漏,搜集的资料全面准确。问诊结束时,医生的头脑中就可形成一个清晰的印象诊断或结论。

临床问诊时,为了达到预期的目的,还应注意以下几点。

(1)医生要注意力集中,抛去其他杂念,认真询问,不可敷衍了事。

(2)医生态度要和蔼可亲,语言要通俗易懂,不用医学术语去问,以取得患者的信任和合作,必要时启发患者回答,但要避免暗示,以求病情真实。

(3)医生要注意患者的心理活动,帮助患者解除精神负担,树立起战胜疾病的信心,不要给患者的精神带来不良影响。

(4)对于危重病人,要以抢救为先,急则治标,对症治疗,不要先求确诊再行治疗,以免贻误时机,造成医疗事故。

问诊的内容主要包括:一般项目、主诉和病史、现在症状等。

一、问一般项目

问一般项目,包括姓名、性别、年龄、民族、职业、婚否、籍贯、现单位、现住址等。

询问和记录一般项目,可以加强医患联系,追访病人,对患者诊治负责。同时也可

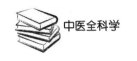

作为诊断疾病的参考。性别不同,则疾病不一。男子可有遗精、早泄、阳痿等病;妇女可有经、带、胎、产等病。年龄不同,发病亦多有不同,如麻疹、水痘、百日咳等病多见于小儿。同一疾病,因年龄不同而有虚实差异。一般来说,青壮年气血充足,患病多实证;老年人气血衰,患病多虚证。问职业可帮助了解某些病的病因,如水中作业,易中湿邪,还可了解某些职业病,如铅中毒、硅毒等。问其婚否?女子已婚可了解有无妊娠、妊娠病及生产史,男子已婚可有男性机能衰退与过亢等病。问籍贯、住址可以了解地方病。以上这些都是诊断及治疗上的重要参考资料。

二、问主诉和病史

(一)主诉

主诉是患者就诊时陈述其感受最明显或最痛苦的主要症状及其持续的时间。主诉通常是患者就诊的主要原因,也是疾病的主要矛盾。准确的主诉可以帮助医生判断疾病的大致类别,病情的轻重缓急。并为调查、认识、分析、处理疾病提供重要线索,具有重要的诊断价值。

主诉包括不同时间出现的几个症状时,则应按其症状发生的先后顺序排列。一般主诉所包含的症状只能是一个或两三个,不能过多。记录主诉时,文字要准确、简洁明了,不能烦琐、笼统、含糊其词;不能使用正式病名做为主诉;不能记录疾病演变过程。

(二)现病史

现病史包括:疾病(主诉所述的疾病)从起病之初到就诊时病情演变与诊察治疗的全部过程,以及就诊时的全部自觉症状。

起病情况:要询问起病的环境与时间,自觉有否明显的起病原因或诱因,是否有传染病接触史,起病的轻重缓急,疾病初起的症状及其部位、性质、持续时间及程度等。

病情演变过程:要按时间顺序询问从起病到就诊时病情发展变化的主要情况,症状的性质、部位、程度有无明显变化,其变化有无规律性,影响变化的原因或诱因是否存在,病情演变有无规律性,其总的趋势如何?

诊察治疗过程:要询问起病之初到就诊前的整个过程中所作过的诊断与治疗情况。疾病初起曾到何处就医?作过何种检查?检查结果如何?诊为何病?作何治疗?服用何药物,以及剂量、用法、时间、效果如何?有否出现其它不良反应等。以上都应重点扼要地加以记录。

现在症状:要询问这次就诊的全部自觉症状,这是问诊的主要内容,将另列于后详述。

现病史,是整个疾病史的主要组成部分,了解现病史,可以帮助医生分析病情,摸索疾病的规律,为确定诊断提供依据方面有着重要意义。问发病时间,往往可以判断目前疾病的性质是属表还是属里,是属实,还是属虚。问发病原因或诱因,常可推测致病的病因与疾病的性质,如寒热湿燥等。有传染病接触史,常可为某些传染病的诊断提供依据,如白喉、麻疹、痢疾等。问清疾病的演变过程,可以了解邪正斗争的情况。对机体正气的盛衰、预后的良恶等情况作出初步的判断。问清疾病的诊察治疗过程,可为目前疾病诊断提供依据,为进一步提供线索,也是决定治疗的重要参考。

（三）既往、生活、家族史

1. 既往史

既往史包括既往健康状况,曾患过何种主要疾病(不包括主诉中所陈述的疾病),其诊治的主要情况,现在是否痊愈,或留有何种后遗症,是否患过传染病。有无药物或其他过敏史。对小儿还应注意询问既往预防接种情况。既往的健康与患病情况常常与现患疾病有一定的联系,可作为诊断现有疾病的参考。

2. 生活史

生活史包括患者的生活习惯、经历、饮食嗜好、劳逸起居、工作情况等。生活经历,应询问出生地、居住地及时间较长的生活地区,尤其是注意有地方病或传染病流行的地区。还应询问精神状况如何,是否受到过较大精神刺激。并问其生活习惯,饮食嗜好,有无烟酒等其他嗜好。妇女应询问月经及生育史。工作劳逸,应询问劳动性质、强度、作息时间是否正常等。

生活史中的生活经历、习惯、工作情况等社会因素对病人的疾病都可能有一定的影响,分析这些情况可为辨证论治提供一定的依据。饮食的嗜欲,常可导致脏气的偏胜偏衰。精神状态的变化,常常是引起某些情志病的原因。过劳易伤肾,久逸易伤脾,起居失常,多扰动于心而出现各自的疾病反应。

3. 家族病史

家族病史,是指患者直系亲属或者血缘关系较近的旁系亲属的患病情况,有否传染性疾病或遗传性疾病。许多传染病的发生与生活密切接触有关,如肺痨病等。有些遗传性疾病则与血缘关系密切,如杨梅性病等。或近血缘结婚,而出现的体质衰弱、精神痴呆症等。

三、问现在症状

问现在症状,是指询问患者就诊时的全部症状。

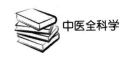

症状是疾病的反映,是临床辨证的主要根据。通过问诊掌握患者的现在症状,可以了解疾病目前的主要矛盾,并围绕主要矛盾进行辨证,从而揭示疾病的本质,对疾病作出确切的判断。因此,问现在症状是问诊中重要的一环。为求问得全面准确,无遗漏,一般是以张景岳"十问歌"为顺序。

《十问歌》即是:"一问寒热二问汗,三问头身四问便,五问饮食六问胸,七聋八渴俱当辨,九问旧病十问因,再兼服药参机变;妇女尤必问经期,迟速闭崩皆可见;再添片语告儿科,天花麻疹全占验。"

(一)问寒热

问寒热是询问患者有无冷与热的感觉。寒,即怕冷的感觉;热,即发热。患者体温高于正常,或者体温正常,但全身或局部有热的感觉,都称为发热。寒热的产生,主要取决于病邪的性质和机体的阴阳盛衰两个方面。因此,通过问患者寒热感觉可以辨别病变的寒热性质和阴阳盛衰等情况。

寒与热是临床常见症状,问诊时应注意询问患者有无寒与热的感觉,二者是单独存在还是同时并见,还要注意询问寒热症状的轻重程度、出现的时间、持续时间的长短、临床表现特点及其兼症等。临床常见的寒热症状有以下4种情况:

1. 但寒不热

在通常的情况下,患者只有怕冷的感觉而无发热者,即为但寒不热。可见于外感病初起尚未发热之时,或者寒邪直中脏腑经络,以及内伤虚证等。根据患者怕冷感觉的不同特点,临床又分别称为恶风、恶寒、寒战、畏寒等。

恶风:是患者遇风则有怕风战抖的感觉,避风则缓。多为外感风邪所致。风邪在表,卫分受损,则失其温分肉司开阖的作用,故遇风有冷感而避之可缓。此外,恶风还可见于素体肺卫气虚肌表不固者。

恶寒:是患者时时觉冷,虽加衣覆被近火取暖仍不能解其寒。多为外感病初起,卫气不能外达,肌表失其温煦而恶寒。此时虽加及衣火,仍不能使肌体的阳气宣达于表,故得温而寒冷感无明显缓解。可见于多种外感的初期阶段,病性多属于实。

寒战:患者恶寒的同时伴有战栗者,称为寒战,是恶寒之甚。其病机、病性与恶寒同。

应注意,外感病中恶风、恶寒、寒战症状独立存在的时间很短,很快就会出现发热症状,成为恶寒发热或寒热往来。亦有少数病例存在时间较长,一般亦必然会出现发热。这些对于掌握疾病的进程有一定帮助。

畏寒:是患者自觉怕冷,但加衣被近火取暖可以缓解,称为畏寒,多为里寒证。机体内伤久病,阳气虚于内。或寒邪过盛,直中于里损伤阳气,温煦肌表无力而出现怕冷的感觉。

此时若加衣近火,防止阳气的耗散,或以热助阳,使阳气暂时恢复,肌表得温,畏寒即可缓解。

2. 但热不寒

患者但觉发热而无怕冷的感觉者,称为但热不寒。可见于里热证,由于热势轻重、时间长短及其变化规律的不同,临床上有壮热、潮热、微热之分。

壮热:即患者身发高热(体温超过 39 度),持续不退,属里实热证。为风寒之邪入里化热或温热之邪内传于里,邪盛正实,交争剧烈,里热炽盛,蒸达于外所致。

潮热:即患者定时发热或定时热甚,有一定规律,如潮汐之有定时。外感与内伤疾病中皆可见有潮热。由于潮热的热势高低、持续时间不同,临床上又有以下三种情况:

阳明潮热:此种潮热多见于《伤寒论》中的阳明腑实证,故称阳明潮热。其特点是热势较高,热退不净,多在日晡时热势加剧,因此又称日晡潮热。是由邪热蕴结胃肠,燥屎内结而致,病在阳明胃与大肠。

湿温潮热:此种潮热多见于"温病"中的湿温病,故称湿温潮热。其特点是患者虽自觉热甚,但初按肌肤多不甚热,扪之稍久才觉灼手。临床上又称之为"身热不扬",多在午后

热势加剧,退后热不净。是湿热病特有的一种热型,亦属潮热的范畴。

阴虚潮热:此种潮热多见于阴虚证候之中。其特点是午后或夜间发热加重,热势较低,往往仅能自我感觉,体温并不高,多见胸中烦热,手足心发热,故又称"五心烦热"。严重者有热自骨髓向外透发的感觉,则称为"骨蒸潮热"。是由各种原因致阴液亏少,虚阳偏亢而生内热。

微热:即患者发热时间较长,热势较轻微,体温一般不超过 38 度,又称长期低热。可见于温病后期,内伤气虚、阴虚、小儿夏季热等病证中。温病后期,余邪未清,余热留恋,患者出现微热持续不退。

由气虚而引起的长期微热,又称为气虚发热。其特点是长期发热不止,热势较低,劳累后发热明显增重。其主要病机是因脾气虚,中气不足,无力升发敷布阳气,阳气不能宣泄而郁于肌表,故发热。劳则气耗,中气益虚,阳气更不得敷布,故郁热加重。

小儿夏季热:小儿在气候炎热时发热不已,至秋凉时不治自愈,亦属微热。是小儿气阴不足(体温调节机能尚不完善),不能适应夏令炎热气候所致。

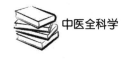

3.恶寒发热

恶寒与发热感觉并存称恶寒发热。它是外感表证的主要症状之一。

出现恶寒发热症状的病理变化,是外感表证初起,外邪与卫阳之气相争的反应。外邪束表,郁遏卫阳,肌表失煦故恶寒。卫阳失宣,郁而发热。如果感受寒邪,可导致束表遏阳之势加重,恶寒症状显著;感受热邪,助阳而致阳盛,发热症状显著。

询问寒热的轻重不同表现,常可推断感受外邪的性质。如恶寒重,发热轻,多属外感风寒的表寒证。发热重,恶寒轻。多属外感风热的表热证。恶寒、发热,并有恶风、自汗、脉浮缓,多属外感表虚证。恶寒发热,兼有头痛、身痛、无汗、脉浮紧是外感表实证。有时根据寒热的轻重程度,亦可推测邪正盛衰。一般地说,邪轻正盛,恶寒发热皆轻;邪盛正实,恶寒发热皆重;邪盛正虚,恶寒重,发热轻。

4.寒热往来

患者恶寒与发热交替发作,其寒时自觉寒而不热,其热时自觉热而不寒。界线分明,一日一发或一日数发,可见于少阳病、温病及疟疾。

外邪侵入体机体,在由表入里的过程中,邪气停留于半表半里之间,既不能完全入里,正气又不能抗邪外出,此时邪气不太盛,正气亦未衰,正邪相争处于相持阶段,正胜邪弱则热,邪胜正衰则寒,一胜一负,一进一退,故见寒热往来。

(二)问汗

汗是津液所化生的,在体内为津液,经阳气蒸发从腠理外泄于肌表则为汗液。

正常人在过劳、运动剧烈、环境或饮食过热、情绪紧张等情况下皆可以出汗,这属于正常现象。发生疾病时,各种因素影响了汗的生成与调节,可引起异常出汗。发病时出汗也有两重性,一方面出汗可以排出致病的邪气,促进机体恢复健康,是机体抗邪的正常反应。另一方面汗为津液所生,过度地出汗可以耗伤津液,导致阴阳失衡的严重后果。问汗时要询问病人有无出汗、出汗的时间、部位、汗量有多少、出汗的特点、主要兼症以及出汗后症状的变化。常见有以下几种情况:

1.无汗

外感内伤,新病久病都可见有全身无汗。外感病中,邪郁肌表,气不得宣,汗不能达,故无汗。属于卫气的调节功能失常。当邪气入里,耗伤营阴,亦无汗,属于津枯,而汗液生成障碍。内伤久病,无汗,病机复杂,可为肺气失于宣达,为汗的调节功能障碍;亦可为血少津亏,汗失生化之源,故无汗。

2.有汗

病理上的发汗,有多种情况。凡营卫不密,内热壅盛,阴阳失调,皆可引起出汗的异常而有汗。询问出汗的时间与汗量的多少,病程的长短,常能判断疾病在表在里,阴阳或盛或衰以及预后的良恶。

如患者有汗,病程短,伴有发热恶风等症状,属太阳中风表虚证,是外感风邪所致。

患者若大汗不已,伴有蒸蒸发热,面赤,口渴饮冷,属实热证。是里热炽盛,蒸津外泄,故汗出量多。此时邪气尚实,正气未虚,正邪相搏,汗出不止,汗出愈多,正气愈伤。

若冷汗淋漓,或汗出如油,伴有呼吸喘促,面色苍白,四肢厥冷,脉微欲绝。此时汗出常称为"脱汗""绝汗"。是久病重病正气大伤,阳气外脱,津液大泄,为正气已衰,阳亡阴竭的危候,预后不良。

白天经常汗出不止,活动后尤甚,称为自汗。常常伴有神疲乏力,气短懒言或畏寒肢冷等症状,多因阳虚或气虚不能固护肌表,腠理疏松,玄府不密,津液外泄所致。因活动后阳气敷张外散,使气更虚,故出汗加重。因此,自汗多见于气虚或阳虚证。

患者经常睡则汗出,醒则汗止,称为盗汗。多伴有潮热、颧红、五心烦热、舌红脉细数等症,属阴虚。阴虚则虚热内生,睡时卫阳入里,肌表不密,虚热蒸津外泄,故盗汗出。醒后卫阳出表,玄府密闭,故汗止。

患者,先恶寒战栗,表情痛苦,辗转挣扎,继而汗出者,称为战汗。多见外感热病的过程中,邪正相争剧烈之时,是疾病发展的转折点。战汗是邪正交争的表现,多属邪盛正虚,一旦阳气来复,邪正剧争,就可出现战汗。战汗的转归,一为汗出病退,脉静身凉,烦渴顿除,此为正气胜于邪气,病渐转愈,属佳象;一为战汗之后热势不退,症见烦躁,脉来急疾。

此为正气虚弱,不能胜邪,而热复内陷,疾病恶化,属危象。

3. 局部汗

头汗:指患者仅头部或头颈部出汗较多,亦叫"但头汗出,头汗多因上焦邪热或中焦湿热上蒸,逼津外泄;或病危虚阳浮越于上所致"。

半身汗:指半侧身体有汗,或半侧身体经常无汗,或上或下,或左或右。可见于中风先兆、中风症、痿证、截瘫等病。多因患侧经络闭阻,气血运行不调所致。

手足汗:指手心、足心出汗较多。多因热邪郁于内或阴虚阳亢,逼津外出而达于四肢所致。

(三)问周身

问周身,就是询问患者周身有无疼痛与其他不适。临床可按从头至足的顺序,逐一进行询问。

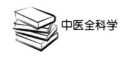

1. 问疼痛

疼痛是临床常见的一种自觉症状,各科均可见到。问诊时,应问清疼痛产生的原因、性质、部位、时间、喜恶等。

(1)疼痛的原因:引起疼痛的原因很多,有外感有内伤,其病机有虚有实。其中因不通则痛者,属实证,不荣则痛者属虚证。

(2)疼痛的性质:由于引起疼痛的病因病机不同,其疼痛的性质亦不同,临床可见如下几类。

胀痛:痛且有胀感,为胀痛。在身体各部位都可以出现,但以胸胁、胃脘、腹部较为多见。多因气机郁滞所致。

刺痛:疼痛如针刺,称为刺痛。其特点是疼痛的范围较小。部位固定不移。多因瘀血所致。全身各处均可出现刺痛症状,但以胸胁、胃脘、小腹、少腹部最为多见。

绞痛:痛势剧烈如绞割者,称为绞痛。其特点是疼痛、有刿、割、绞结之感,疼痛难以忍受。多为有形实邪突然阻塞经络闭阻气机,或寒邪内侵,气机郁闭,导致血流不畅而成。

可见于心血瘀阻的心痛,蛔虫上窜或寒邪内侵胃肠引起的脘腹痛等。

串痛;疼痛部位游走不定或走窜攻痛称为串痛。其特点是痛处不固定,或者感觉不到确切的疼痛部位。多为风邪留着机体的经络关节,阻滞气机,产生疼痛。气无形而喜通畅,气滞为痛,亦多见串痛。可见于风湿痹证或气滞证。

掣痛:痛处有抽掣感或同时牵引它处而痛,称为掣痛。其特点是疼痛多呈条状或放射状,或有起止点,有牵扯感多由筋脉失养或经阻滞不通所致。可见于胸痹、肝阴虚、肝经实热等证。

灼痛:痛处有烧灼感,称灼痛。其特点是感觉痛处发热,如病在浅表,有时痛处亦可触之觉热,多喜冷凉。多由火热之邪串人经络,或阴虚阳亢,虚热灼于经络所致。可见于肝火犯络两胁灼痛,胃阴不足脘部灼痛及外科疮疡等证。

冷痛:痛处有冷感,称冷痛。其特点是感觉痛处发凉,如病在浅表,有时触之亦觉发凉,多喜温热。多因寒凝筋脉或阳气不足而致。

重痛:疼痛伴有沉重感,称重痛。多见于头部、四肢及腰部。多因湿邪困阻气机而致。多见于湿证。

空痛:痛而有空虚之感,称空痛。其特点是疼痛有空旷轻虚之感,喜温喜按。多为精血不足而致。可见于阳虚、阴虚、血虚或阴阳两虚等证。

隐痛:痛而隐隐,绵绵不休,称隐痛。其特点是痛势较轻,可以耐受,隐隐而痛,持续时间较长。多因气血不足，或阳气虚弱，导致经脉气血运行滞涩所致。

（3）疼痛部位：询问疼痛的部位，可以判断疾病的位置及相应经络脏腑的变化情况。

头痛：整个头部或头的前后、两侧部位的疼痛，皆称头痛。无论外感内伤皆可引起头痛。外感多由邪犯脑府，经络郁滞不畅所致，属实。内伤多由脏腑虚弱，清阳不升，脑府失养，或肾精不足，髓海不充所致，属虚。脏腑功能失调产生的病理产物如痰饮、瘀血阻滞经络所致的疼痛，则或虚或实，或虚夹杂。凡头痛较剧，痛无休止，并伴有外感表现者，为外感头痛。如头重如裹，肢重者属风湿头痛。凡头痛较轻，病程较长，时痛时止者，多为内伤头痛。如头痛隐隐，过劳则甚，属气虚头痛。如头痛隐隐，眩晕面白，属血虚头痛。头脑空痛，腰膝酸软，属肾虚头痛。如头痛晕沉，自汗便溏属脾虚头痛。凡头痛如刺，痛有定处，属血瘀头痛。凡头痛如裹，泛呕眩晕，属痰浊头痛。凡头胀痛，口苦咽干，属肝火上炎头痛。

凡头痛，恶心呕吐，心下痞闷，食不下，属食积头痛。

头部不同部位的疼痛，一般与经络分布有关，如头项痛属太阳经病，前额痛属阳明经病，头侧部痛属少阳经病，头顶痛属厥阴经病，头痛连齿属少阴经病。

胸痛：是指胸部正中或偏侧疼痛的自觉症状。胸居上焦，内藏心肺，所以胸病以心肺病变居多。胸病总由胸部气机不畅所致。胸痛、潮热盗汗，咳痰带血者，属肺阴虚证，因虚火灼伤肺络所致。胸痛憋闷，痛引肩臂者，为胸痹。多因心脉气血运行不畅所致。可见于闷阳不足，痰浊内阻或气虚血瘀等证。胸背彻痛剧烈、面色青灰、手足青至节者，为真心痛。

是因心脉急骤闭塞不通所致。胸痛、壮热面赤，喘促鼻煽者，为热邪壅肺，肺失宣降所致。

胸痛、潮热盗汗，咳痰带血者，属肺阴虚证，因虚火灼伤肺络所致。胸闷咳喘，痰白量多者，属痰湿犯肺，因脾虚聚湿生痰，痰浊上犯所致。胸胀痛。走窜、太息易怒者，属肝气郁滞。

因情志郁结不舒，胸中气机不利所致。胸部刺痛、固定不移者，属血瘀。

胁痛：是指胁一侧或两侧疼痛。因胁为肝胆所居，又是肝胆经脉循行分布之处。故胁痛多属肝胆及其经脉的病变。

胁胀痛、太息易怒者，多为肝气郁结所致。胁肋灼痛，多为肝火瘀滞。胁肋胀痛，身目发黄，多为肝胆湿热蕴结，可见于黄疸病。胁部刺痛、固定不移。为瘀血阻滞，经络不畅所致。胁痛，患侧肋间饱满，咳唾引痛是饮邪停留于胸胁所致，可见于悬饮病。

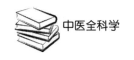

(4)胃脘痛:胃脘,包括整个胃体。胃上口贲门称上脘,胃下口幽门称下脘,界于上下口之间的胃体称中脘。胃脘痛即指胃痛而言。凡寒、热、食积、气滞等病因及机体脏腑功能失调累及于胃,皆可影响胃的气机通畅,而出现疼痛症状。

胃脘痛的性质不同,其致病原因也不同。如胃脘冷痛,疼势较剧,得热痛减,属寒邪犯胃。胃脘灼痛,多食善饥,口臭便秘者,属胃火炽盛。胃脘胀痛,嗳气不舒,属胃腑气滞,多是肝气犯胃所致;胃脘刺痛,固定不移,属瘀血胃痛;胃脘胀痛,嗳腐吞酸,厌食为食滞胃脘。胃脘隐痛,呕吐清水,属胃阳虚;胃脘灼痛嘈杂,饥不欲食,属胃阴虚。

(5)腹痛:腹部范围较广,可分为大腹、小腹、少腹三部分。脐周围称为脐腹,属脾与小肠。脐以上统称大腹,包括脘部、左上腹、右上腹,属脾胃及肝胆。脐以下为小腹,属膀胱、胞宫、大小肠。小腹两则为少腹,是肝经经脉所过之处。

根据疼痛的不同部位,可以测知疾病所在脏腑。根据疼痛的不同性质可以确定病因病性的不同。如大腹隐痛、便溏、喜温喜按,属脾胃虚寒。小腹胀痛,小便不利多为癃闭,病在膀胱。小腹刺痛,小便不利,为膀胱蓄血。少腹冷痛,牵引阴部,为寒凝肝脉。绕脐痛,起包块,按之可移者,为虫积腹痛。凡腹痛暴急剧烈、胀痛、拒按,得食痛甚者,多属实证。

凡腹痛徐缓、隐痛、喜按、得食痛减者,多属虚证。凡腹痛得热痛减者,多属寒证。凡腹痛,痛而喜冷者,多属热证。

(6)腰痛:根据疼痛的性质可以判断致病的原因。如腰部冷痛,以脊骨痛为主,活动受限,多为寒湿痹证。腰部冷痛,小便清长,属肾虚。腰部刺痛,固定不移,属闪挫跌扑瘀血。

根据疼痛的部位,可判断邪留之处。如腰脊骨痛,多病在骨;如腰痛以两侧为主,多病在肾;如腰脊痛连及下肢者,多病在下肢经脉。腰痛连腹,绕如带状,多病在带脉。

(7)背痛:根据疼痛的部位及性质,可以判断疼痛的病位和病因。如背痛连及头项,伴有外感表证,是风寒之邪客于太阳经;背冷痛伴畏寒肢冷,属阳虚;脊骨空痛,不可俯仰,多为精气亏虚,督脉受损。

(8)四肢痛:四肢痛,多由风寒湿邪侵犯经络、肌肉、关节,阻碍其气血运行所致。亦有因脾虚、肾虚者。根据疼痛的部位及性质可以判断病变的原因、部位。如四肢关节痛、串痛,多为风痹;四肢关节痛,周身困重多为湿痹;四肢关节疼痛剧烈,得热痛减为寒痹。四肢关节灼痛,喜冷,或有红肿,多为热痹;如足跟或胫膝隐隐而痛,多为肾气不足。

周身痛:周身痛是指四肢、腰背等处皆有疼痛感觉。根据疼痛的性质及久暂,可判断病属外感或内伤。如新病周身酸重疼痛,多伴有外感表证,属外邪束表;若久病卧床周身疼痛,属气血亏虚,经脉不畅。

2.问周身其他不适

问周身其他不适,是指询问周身各部,如头、胸胁腹等处,除疼痛以外的其他症状。常见的周身其它不适症状有:头晕、目眩、目涩、视力减退、耳鸣、耳聋、重听、胸闷、心悸、腹胀、麻木等。临床问诊时,要询问有无其他不适症状及症状产生有无明显诱因、持续时间长短、表现特点、主要兼症等。

(1)头晕:是指患者自觉视物昏花旋转,轻者闭目可缓解,重者感觉天旋地转,不能站立,闭目亦不能缓解。因外邪侵入或脏腑功能失调引起经络阻滞,清阳之气不升或风火上扰,造成邪干脑府或脑府失养而头晕。临床常见风火上扰头晕;阴虚阳亢头晕,心脾血虚头晕,中气不足头晕,肾精不足头晕和痰浊中阻头晕等。

(2)目痛、目眩、目涩、雀目:

目痛:目痛而赤,属肝火上炎;目赤肿痛,畏光多眵,多属风热;目痛较剧,伴头痛,恶心呕吐,瞳孔散大,多是青光眼;目隐隐痛,时作时止,多为阴虚火旺。

目眩:是指视物昏花迷乱,或眼前有黑花闪烁,流萤幻祝的感觉。多因肝肾阴虚,肝阳上亢,肝血不足,或气血不足,目失所养而致。

目涩:指眼目干燥涩滞,或似有异物入目等不适感觉。伴有目赤,流泪,多属肝火上炎所致。若伴久祝加重,闭目静养减轻,多属血虚阴亏。

雀目:一到黄昏视物不清,至天明视觉恢复正常的叫雀目,又称夜盲。多因肝血不足或肾阴损耗,目失所养而成。

(3)耳鸣、耳聋、重听:

耳鸣:患者自觉耳内鸣响,如闻蝉鸣或潮水声,或左或右,或两侧同时鸣响,或时发时止,或持续不停,称为耳鸣。临床有虚实之分,若暴起耳鸣声大,用手按而鸣声不减,属实证,多因肝胆火盛所致;渐觉耳鸣,声音细小,以手按之,鸣声减轻,属虚证,多由肾虚精亏,髓海不充,耳失所养而成。

耳聋:即病人听觉丧失的症状,常由耳鸣发展而成。新病突发耳聋多属实证,因邪气蒙蔽清窍,清窍失养所致,渐聋多属虚证,多因脏腑虚损而成。一般而言,虚证多而实证少,实证易治,虚证难治。

重听:是听声音不清楚,往往引起错觉,即听力减退的表现。多因肾虚或风邪外入所致。

(4)胸闷:胸部有堵塞不畅,满闷不舒的感觉,称为胸闷,亦称"胸痞""胸满",多

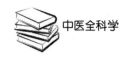

因胸部气机不畅所致。由于可造成胸部气机不畅的原因很多,因此,胸闷一症可出现于多种病症之中。

(5)心悸怔忡:在正常的条件下,患者即自觉心跳异常,心慌不安,不能自主,称为心悸。若因惊而悸称为惊悸。心悸多为自发,惊悸多因惊而悸。怔忡是心悸与惊悸的进一步发展,心中悸动较剧、持续时间较长,病情较重。引起心悸的原因很多,主要是造成心神浮动所致。如心阳亏虚,鼓动乏力;气血不足,心失所养;阴虚火旺,心神被扰;水饮内停,上犯凌心;痰浊阻滞,心气不调;气滞血瘀,扰动心神等皆可使心神不宁而出现心悸、惊悸、或怔忡的症状。

(6)腹胀:是指腹部饱胀,满闷,如有物支撑的感觉,或有腹部增大的表现。引起腹胀的病因很多,其证有虚、有实、有寒、有热。其病机却总以气机不畅为主,虚则气不运,实则气郁滞。实证可见于寒湿犯胃、阳明腑实、食积胃肠、肝气郁滞、痰饮内停等证。虚证多见脾虚。腹部的范围较广,不同部位之腹胀揭示不同病变。如上腹部胀,多属脾胃病变,小腹部胀,多属膀胱病变,胁下部胀,多属肝胆病变。

(7)麻木:是指知觉减弱或消失的一种病证。多见于头面四肢部。可因气血不足或风痰湿邪阻络、气滞血瘀等引起。其主要病机为经脉失去气血营养所致。

(四)问饮食与口味

问饮食与口味包括询问口渴、饮水、进食、口味等几个方面。应注意有无口渴、饮水多少、喜冷喜热、食欲情况、食量多少,食物的善恶、口中有无异常的味觉和气味等情况。

1.问口渴与饮水

询问患者口渴与饮水的情况,可以了解患者津液的盛衰和输布情况以及病症的寒热虚实。

(1)口不渴:为津液未伤,见于寒证或无明显,热邪之证。

(2)口渴:口渴总由津液不足或输布障碍所致。临床可见如下情况。

口渴多饮:即病人口渴明显,饮水量多,是津液大伤的表现。多见于实热证,消渴病及汗吐下后。

渴不多饮:即病人虽有口干或口渴感觉,但又不想喝水或饮水不多。是津液轻度损伤或津液输布障碍的表现。可见于阴虚、湿热、痰饮、瘀血等证。

临床上口渴与饮水的辩证应根据口渴的特点、饮水的多少和有关兼症来加以综合分析。

2.问食欲与食量

询问患者的食欲与食量,可以判断患者脾胃功能的强弱,疾病的轻重及预后。

(1)食欲减退与厌食:食欲减退,又称"纳呆""纳少",即病人不思进食。厌食又称恶食即厌恶食物。不思饮食与厌恶食物,大体上有两种情况,一是不知饥饿不欲食,二是虽饥亦不欲食或厌恶食物。二者病机均属脾胃不和消化吸收功能减弱所致。

食欲减退,患者不欲食,食量减少,多见于脾胃气虚、湿邪困脾等证。

厌食,多因伤食而致。若妇女妊娠初期,厌食呕吐者,为妊娠恶阻。

饥不欲食,是患者感觉饥饿而又不想进食,或进食很少,亦属食欲减退范畴。可见于胃阴不足证。

(2)多食易饥,是患者食欲亢进,食量较多,食后不久即感饥饿,又称为"消谷善饥",临床多伴有身体逐渐消瘦等症状。可见于胃火亢盛、胃强脾弱等证。亦可见于消渴病。总由胃的腐熟太过而致。

(3)偏嗜,是指嗜食某种食物或某种异物。其中偏嗜异物者,又称异嗜,若小儿异嗜,喜吃泥土、生米等异物,多属虫积。若妇女已婚停经而嗜食酸味,多为妊娠。

询问食欲与食量时,还应注意进食情况如何。如病人喜进热食,多属寒证;喜进冷食多属热证。进食后稍安,多属虚证;进食后加重,多属实证或虚中夹实证。疾病过程中,食欲渐复,表示胃气渐复,预后良好;反之,食欲渐退,食量渐减,表示胃气渐衰,预后多不良。若病重不能食,突然暴食,食量较多,是脾胃之气将绝的危象,称"除中"。实际上是中气衰败,死亡前兆,属"回光反照"的一种表现。

3.口味

口味,是指病人口中的异常味觉。口淡乏味,多因脾胃气虚而致。口甜,多见于脾胃湿热证。口黏腻,多属湿困脾胃。口中泛酸,可见于肝胆蕴热证。若口中酸腐,多见于伤食证。

口苦,属热证的表现,可见于火邪为病和肝胆郁热之证。口咸,多属肾病及寒证。

(五)问二便

问二便,是询问患者大小便的有关情况,如大小便的性状、颜色、气味、便量多少、排便的时间、两次排便的间隔时间、排便时的感觉及排便时伴随症状等。询问二便的情况可以判断机体消化功能的强弱,津液代谢的状况,同时也是辨别疾病的寒热虚实性质的重要依据。

有关二便的性状、然、味,已分别在望诊、闻诊中叙述。这里介绍二便的次数、量的多少、排便时的异常感觉及排便时间等。

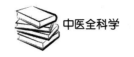

1. 问大便

健康人一般一日或两口大便一次,为黄色成形软便,排便顺利通畅,如受疾病的影响,其消化功能失职则有黏液及未消化食物等粪便。气血津液失调,脏腑功能失常,即可使排便次数和排便感觉等出现异常。

(1)便次异常:便次异常,是排便次数增多或减少,超过了正常范围,有便秘与泄泻之分。

便秘:即大便秘结。指粪便在肠内滞留过久,排便间隔时间延长,便次减少,通常在四至七天以上排便一次,称为便秘。其病机总由大肠传导功能失常所致。可见于胃肠积热,气机郁滞、气血津亏、阴寒凝结等证。

溏泻:又称便溏或泄泻,即大便稀软不成形,甚则呈水样,排便间隔时间缩短,便次增多,日三、四次以上。总由脾胃功能失调、水停肠道、大肠传导亢进所致。可见于脾虚、肾阳虚、肝郁乘脾、伤食、湿热蕴结大肠,感受外邪等证。

(2)排便感觉异常:排便感觉异常,是指排便时有明显不适感觉,病因病机不同,产生的感觉亦不同。

肛门灼热:是指排便时肛门有烧灼感。其病机由大肠湿热蕴结而致。可见于湿热泄泻、暑湿泄泻等证。

排便不爽:即腹痛且排便不通畅爽快,而有滞涩难尽之感。多由肠道气机不畅所致。可见于肝郁犯脾、伤食泄泻、湿热蕴结等证。

里急后重:即腹痛窘迫,时时欲泻,肛门重坠,便出不爽。紧急而不可耐,称里急;排便时,便量极少,肛门重坠,便出不爽,或欲便又无,称后重,二者合而称之里急后重。是痢疾病证中的一个主症。多因湿热之邪内阻,肠道气滞所致。

滑泻失禁:即久泻不愈,大便不能控制,呈滑出之状,又称"滑泻"。多因久病体虚,脾肾阳虚衰,肛门失约而致。可见于脾阳虚衰、肾阳虚衰,或脾肾阳衰等证。

肛门气坠:即肛门有重坠向下之感,甚则肛欲脱出。多因脾气虚衰,中气下陷而致。多见于中气下陷证。

2. 问小便

健康人在一般情况下,一昼夜排尿量约为 1000~1800 毫升,尿次白天 3~5 次,夜间 0~1 次。排尿次数、尿量,可受饮水、气温、出汗、年龄等因素的影响而略有不同。受疾病的影响若机体的津液营血不足,气化功能失常,水饮停留等,即可使排尿次数、尿量及排尿时的感觉出现异常情况。

(1)尿量异常:尿量异常,是指昼夜尿量过多或过少,超出正常范围。

尿量增多:多因寒凝气机,水气不化,或肾阳虚衰,阳不化气,水液外泄而量多。可见于虚寒证,肾阳虚证及消渴病中。

尿量减少:可因机体津液亏乏,尿液化源不足或尿道阻滞或阳气虚衰,气化无权,水湿不能下入膀胱而泛溢于肌肤而致。可见于实热证、汗吐下证、水肿病及癃闭、淋证等病证之中。

(2)排尿次数异常:

排尿次数增多:又叫小便频数,总由膀胱气化功能失职而致。多见于下焦湿热、下焦虚寒、肾气不固等证。

排尿次数减少:可见于癃闭,在排尿异常中介绍。

(3)排尿异常:是指排尿感觉和排尿过程发生变化,出现异常情况,如尿痛、癃闭、尿失禁、遗尿、尿闭等。

小便涩痛:即排尿不畅,且伴有急迫灼热疼痛感,多为湿热流入膀胱,灼伤经脉,气机不畅而致。可见于淋证。

癃闭:小便不畅,点滴而出为癃,小便不通,点滴不出为闭,一般多统称为癃闭。病机有虚有实。实者多为湿热蕴结、肝气郁结或瘀血、结石阻塞尿道而致。虚者多为年老气虚,肾阳虚衰,膀胱气化不利而致。

余沥不尽:即小便后点滴不禁。多为肾气不固所致。

小便失禁:是指小便不能随意识控制而自行遗出。多为肾气不足,下元不固;下焦虚寒,膀胱失煦,不能制约水液而致。若患者神志昏迷,而小便自遗,则病情危重。

遗尿:是指睡眠中小便自行排出,俗称尿床。多见于儿童。其基本病机为膀胱失于约束。可见于肾阴、肾阳不足,脾虚气陷等证。

(六)问睡眠

睡眠与人体卫气循行和阴阳盛衰有关。在正常情况下,卫气昼行于阳经,阳气盛,则人醒;夜行于阴经,阴气盛,则入睡。问睡眠,应了解病人有无失眠或嗜睡,睡眠时间的长短、入睡难易、有梦无梦等。临床常见的睡眠失常有失眠、嗜睡。

1.失眠

失眠又称"不寐""不得眠",是指经常不易入睡,或睡而易醒,不易再睡,或睡而不酣,易于惊醒,甚至彻夜不眠的表现。其病机是阳不入阴,神不守舍。气血不足,神失所养;阴虚阳亢,虚热内生;肾水不足,心火亢盛等,皆可扰动心神,导致失眠,属虚痰火、食积、瘀血等邪火上扰,心神不宁,亦可出现失眠,属实证。可见于心脾两虚、心肾不交、肝阳上亢、痰火扰心、食滞胃腑等证。

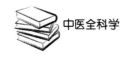

2.嗜睡

嗜睡,又称多眠,是指神疲困倦,睡意很浓,经常不自主地入睡。其轻者神志清楚,呼之可醒而应,精神极度疲惫,困倦易睡,或似睡而非睡的状态,称为"但欲寐"。如日夜沉睡,呼应可醒,神志朦胧,偶可对答,称为"昏睡"。嗜睡则为神气不足而致。湿邪困阻,清阳不升;脾气虚弱,中气不足,不能上荣,皆可使精明之府失于清阳之荣,故出现嗜睡。

可见于湿邪困脾、脾气虚弱等证。如若心肾阳衰,阴寒内盛神气不振,可出现似睡非睡的但欲寐。可见于心肾阳衰证。若邪扰清窍,热蔽心神,即可出现神志朦胧,昏睡不醒。可见于温热病,热入营血,邪陷心包之证。也可见于中风病。大病之后,精神疲惫而嗜睡,是正气未复的表现。

(七)问经带

妇女有月经、带下、妊娠、产育等生理特点,发生疾病时,常能引起上述方面的病理改变。因此,对青春期开始之后的女性患者,除了一般的问诊内容外,还应注意询问其经、带等情况。作为妇科或一般疾病的诊断与辨证依据。

1.问月经

应注意询问月经的周期,行经的天数,月经的量、色、质、有无闭经或行经腹痛等表现。

(1)经期:即月经的周期,是指每次月经相隔的时间,正常约为28~32天。经期异常主要表现为月经先期、月经后期和月经先后不定期。

月经先期:月经周期提前八、九天以上,称为月经先期。多因血热妄行,或气虚不摄而致。

月经后期:月经周期错后八、九天以上,称月经后期。多因血寒、血虚、血瘀而致。

月经先后不定期:月经超前与错后不定,相差时间多在八、九天以上者,称为月经先后不定期,又称月经紊乱。多因情志不舒,肝气郁结,失于条达,气机逆乱,或者脾肾虚衰,气血不足,冲任失调,或瘀血内阻,气血不畅,经期错乱,故月经先后不定期。

(2)经量:月经的出血量,称为经量,正常平均约为50毫升左右,可略有差异。经量的异常主要表现为月经过多和月经过少。

月经过多,每次月经量超过100毫升,称为月经过多。多因血热妄行,瘀血内阻,气虚不摄而致。

月经量少,每次月经量少于30毫升,称为月经过少。多因寒凝,经血不至,或血虚,经血化源不足,或血瘀,经行不畅而致。

（3）崩漏：指妇女不规则的阴道出血。临床以血热、气虚最为多见。血得热则妄行，损伤冲任，经血不止，其势多急骤。脾虚，中气下陷，或气虚冲任不固，血失摄纳，经血不止，其势多缓和。此外，瘀血也可致崩漏。

（4）经闭：成熟女性，月经未来潮，或来而中止，停经三月以上，又未妊娠者，称闭经或经闭。经闭是由多种原因造成的，其病机总不外经络不能，经血闭塞，或血虚血枯，经血失其源泉，闭而不行。可见于肝气郁结，瘀血，湿盛痰阻、阴虚、脾虚等证。

闭经应注意与妊娠期、哺乳期、绝经期等生理性闭经，或者青春期、更年期，因情绪、环境改变而致一时性闭经及暗经加以区别。

（5）经行腹痛：是在月经期，或行经前后，出现小腹部疼痛的症状亦称痛经。多因胞脉不利，气血运行不畅，或胞脉失养所致。可见于寒凝、气滞血瘀、气血亏虚等症。若行经腹痛，痛在经前者属实，痛在经后者属虚。按之痛甚为实，按之痛减为虚。得热痛减为寒，得热痛不减或益甚为热。绞痛为寒，刺痛、钝痛、闷痛为血瘀。隐隐作痛为血虚。持续作痛为血滞。时痛时止为气滞，胀痛为气滞血瘀。气滞为主则胀甚于痛，瘀血为主则痛甚于胀。

2. 问带下

应注意量的多少，色、质和气味等。凡带下色白而清稀、无臭，多属虚证、寒证。带下色黄或赤，稠黏臭秽，多属实证。热证。若带下色白量多，淋漓不绝，清稀如涕，多属寒湿下注。带下色黄，黏稠臭秽，多属湿热下注。若白带中混有血液，为赤白带，多属肝经郁热。

（八）问小儿

小儿科古称"哑科"，不仅问诊困难，而且不一定准确。问诊时，若小儿不能述说，可以询问其亲属。问小儿，除了一般的问诊内容外，还要注意询问出生前后情况，喂养情况、生长发育情况及预防接种情况，传染病史及传染病接触史。

第三节　切诊

切诊包括脉诊和按诊两部分内容，脉诊是按脉搏；按诊是在患者身躯上一定的部位进行触、摸、按压，以了解疾病的内在变化或体表反应，从而获得辩证资料的一种诊断方法。

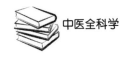

一、脉诊

脉诊,是医者以指腹按一定部位的脉搏诊察脉象。通过诊脉,体察患者不同的脉象,以了解病情,诊断疾病。它是中医学一种独特的诊断疾病的方法。

(一)脉象形成的原理

脉象即脉动应指的形象。心主血脉,包括血和脉两个方面,脉为血之府,心与脉相连,心脏有规律的搏动,推动血液在脉管内运行,脉管也随之产生有节律的搏动(因而形成脉搏故能心动应指,脉动应指,心脏有规律的搏动)和血液在管内运行均由宗气所推动。血液循环脉管之中,流布全身,环周不息,除心脏的主导作用外,还必须有各脏器的协调配合,肺朝百脉,即是循行全身的血脉,均汇聚于肺,且肺主气,通过肺气的敷布,血液才能布散全身;脾胃为气血生化之源,脾主统血;肝藏血,主疏泄,调节循环血量;肾藏精,精化气,是人体阳气的根本,各脏腑组织功能活动的原动力,且精可以化生血,是生成血液的物质基础之一。因此脉象的形成,与脏腑气血密切相关。

(二)脉诊的临床意义

脉象的形成,既然和脏腑气血关系十分密切,那么,气血脏腑发生病变,血脉运行受到影响,脉象就有变化,故通过诊察脉象的变化,可以判断疾病的病位、性质、邪正盛衰与推断疾病的进退预后。

1. 判断疾病的病位、性质和邪正盛衰

疾病的表现尽管极其复杂,但从病位的浅深来说,不在表便在里,而脉象的浮沉,常足以反映病位的浅深。脉浮,病位多在表;脉沉,病位多在里。疾病的性质可分寒证与热证,脉象的迟数,可反映疾病的性质,如迟脉多主寒证,数脉多主热证。邪正斗争的消长,产生虚实的病理变化,而脉象的有力无力,能反映疾病的虚实证候,脉虚弱无力,是正气不足的虚证。脉实有力,是邪气亢盛的实证。

2. 推断疾病的进退预后

脉诊对于推断疾病的进退预后,有一定的临床意义。如久病脉见缓和,是胃气渐复,病退向愈之兆;久病气虚,虚劳、失血,久泄久痢而见洪脉,则多属邪盛正衰危候。

外感热病,热势渐退,脉象出现缓和,是将愈之候;若脉急疾,烦躁(则病也。如战汗,汗出脉静,热退身凉,为病退向愈,若脉急疾,烦躁)为病进危候。

(三)诊脉的部位

诊脉的部位,有遍诊法,三部诊法和寸口诊法。遍诊法见于《素问·三部九候论》,切脉的部位有头、手、足三部,三部诊法见于汉代张仲景所著的《伤寒杂病论》。

三部,即人迎(颈侧动脉),寸口,趺阳(足背动脉)。以上两种诊脉的部位,后世已少采用,自晋以来,普遍选用的切脉部位是寸口。寸口诊法始见于《内经》,主张独取寸口是《难经》,但当时这一主张未能普遍推行,直至晋代王叔和所著的《脉经》,才推广了独取寸口的诊脉方法。

寸口又称脉口、气口,其位置在腕后挠动脉搏动处,诊脉独取寸口的理论依据是:寸口为手太阴肺经之动脉,为气血会聚之处,而五脏六腑十二经脉气血的运行皆起于肺而止于肺,故脏腑气血之病变可反映于寸口。另外,手太阴肺经起于中焦,与脾经同属太阴,与脾胃之气相通,而脾胃为后天之本,气血生化之源,故脏腑气血之盛衰都可反映于寸口,所以独取寸口可以诊察全身的病变。

寸口分寸、关、尺三部,以高骨(桡骨茎突)为标志,其稍内方的部位为关,关前(腕端)为寸,关后(肘端)为尺。两手各分寸、关、尺三部,共六部脉。寸、关、尺三部可分浮、中、沉三候,是寸口诊法的三部九候。

寸关尺分候脏腑,历代医家说法不一,目前多以下列为准:

左寸可候:心与膻中　右寸可候:肺与胸中。

左关可候:肝胆与膈　右关可候:脾与胃。

左尺可候:肾与小腹　右尺可候:肾与小腹。

(四)诊脉有方法和注意事项

1.时间

诊脉的时间最好是清晨,因为清晨患者不受饮食、活动等各种因素的影响,体内外环境都比较安静,气血经脉处于少受干扰的状态,故容易鉴别病脉。但也不是说其他时间不能诊脉。

总的来说,诊脉时要求有一个安静的内外环境。诊脉之前,先让患者休息片刻,使气血平静,医生也要平心静气,然后开始诊脉。诊室也要保持安静。在特殊的情况下应随时随地诊察患者不必拘泥于这些条件。

2.体位

要让患者取坐位或正卧位,手臂平放和心脏近于同一水平,直腕仰掌,并在腕关节背垫上市枕,这样可使气血运行无阻,以反映机体的真正脉象。

3.指法

医者和患者侧向坐,用左手按诊患者的右手,用右手按诊患者的左手。诊脉下指时,首先用中指按在掌后高骨内侧关脉位置,接着用食指按在关前的寸脉位置,无名指按在关后尺脉位置。位置放准之后,三指应呈弓形,指头平齐,以指腹接触脉体。布指

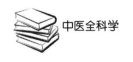

的疏密要和患者的身长相适应,身高臂长者,布指宜疏,身矮臂短者,布指宜密,总以适度为宜。三指平布同时用力按脉,称为总按;为了重点地体会某一部脉象,也可用一指单按其中一部脉象,如要重点体会寸脉时,微微提起中指和无名指,诊关脉则微提食指和无名指,诊尺脉则微提食指和中指。临床上总按、单按常配合使用,这样对比的诊脉方法,颇为实用。单按分候寸口三部,以察病在何经何脏,总按以审五脏六腑的病变。

诊小儿脉可用"一指(拇指)定关法",而不细分三部,因小儿寸口部短,不容三指定寸关尺。

4. 举按寻

这是诊脉时运用指力的轻重和挪移,以探索脉象的一种手法。持脉之要有三,就是举、按、寻。用轻指力按在皮肤上叫举,又叫浮取或轻取;用重指力按在筋骨间,叫按,又称沉取或重取;指力不轻不重,还可亦轻亦重,以委曲求之叫寻。因此诊脉必须注意举、按、寻之间的脉象变化。此外,当三部脉有独异时,还必须逐渐挪移指位,内外推寻。寻者寻找之意,不是中取。

5. 平息

一呼一吸称一息,诊脉时,医者的呼吸要自然均匀,用一呼一吸的时间去计算患者脉搏的至数,如正常脉象及病理性脉象之迟、数、缓、疾等脉,均以息计,今天有秒表对诊脉有一定的帮助。但平息的意义还不止如此。平是平调的意思,要求医者在诊脉时,思想集中,全神贯注。因此,平息除了以"息"计脉之外,还要做到虚心而静,全神贯注。

6. 五十动

每次诊脉,必满五十动。即每次按脉时间,每侧脉搏跳动不应少于五十次。其意义有二:

一为了解五十动中无促、结、代脉,防止漏诊。二为说明诊脉不能草率从事,必须以辨清脉象为目的。如果第一个五十动仍辨不清楚,可延至第二个或第三个五十动。总之,每次诊泳时间,以2~3分钟为宜。

(五)正常脉象

正常脉象古称平脉,是健康无病之人的脉象。正常脉象的形态是三部有脉,一息四至(闰以太息五至,相当72~80次/分),不浮不沉,不大不小,从容和缓,柔和有力,节律一致,尺脉沉取有一定力量,并随主理活动和气候环境的不同而有相应的正常变化。正常脉象有胃、神、根三个特点。

有胃:有胃气的脉象,古人说法很多,总的来说,正常脉象不浮不沉,不快不慢,从容和缓,节律一致便是有胃气。即使是病脉,无论浮沉迟数,但有徐和之象者,便是有胃气。

脉有胃气,则为平脉,脉少胃气,则为病变,脉无胃气,则属真脏脉,或为难治或不治之征象,故脉有无胃气对判断疾病凶吉预后有重要的意义。

有神:有神的脉象形态,即脉来柔和。如见弦实之脉,弦实之中仍带有柔和之象;微弱之脉,微弱之中不至于完全无力者都叫有脉神。神之盛衰,对判断疾病的预后有一定的意义。

但必须结合声、色、形三者,才能作出正确的结论。脉之有胃、有神,都是具有冲和之象,有胃即有神,所以在临床上胃与神的诊法一样。

有根:三部脉沉取有力,或尺脉沉取有力,就是有根的脉象形态。或病中肾气犹存,先天之本未绝,尺脉沉取尚可见,便是有生机。若脉浮大散乱,按之则无,则为无根之脉,为元气离散,标志病情危笃。

正常脉象随人体内外因素的影响而有相应的生理性变化。

四时气候:由于受气候的影响,平脉有春弦,夏洪,秋浮,冬沉的变化。此困人与天地相应,人体受自然界四时气候变化的影响,生理功能也相应地变化,故正常人四时平脉也有所不同。

地理环境:地理环境也能影响脉象,如南方地处低下,气候偏温,空气湿润,人体肌腠缓疏,故脉多细软或略数;北方地势高,空气干燥,气候偏寒,人体肌腠紧缩,故脉多表现沉实。

性别:妇女脉象较男子濡弱而略快,妇女婚后妊娠,脉常见滑数而冲和。

年龄:年龄越小,脉搏越快,婴儿每分钟脉搏 120~140 次;五、六岁的幼儿,每分钟脉搏 90~110 次;年龄渐长则脉象渐和缓。青年体壮脉搏有力;老人气血虚弱,精力渐衰,脉搏较弱。

体格:身躯高大的人,脉的显现部位较长;矮小的人,脉的显现部位较短,瘦人肌肉薄,脉常浮;肥胖的人,皮下脂肪厚,脉常沉。凡常见六脉沉细等同,而无病象的叫做六阴脉;六脉常见洪大等同,而无病象的,叫做六阳脉。

情志:一时性的精神刺激,脉象也发生变化,如喜则伤心而脉缓,怒则伤肝而脉急,惊则气乱而脉动等。此说明情志变化能引起脉象的变化,但当情志恢复平静之后,脉象也就恢复正常。

劳逸:剧烈运动或远行,脉多急疾;人入睡之后,脉多迟缓;脑力劳动之人,脉多弱于体力劳动者。

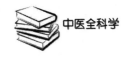

饮食:饭后。酒后脉多数而有力;饥饿时稍缓而无力。

此外,有一些人,脉不见于寸口,而从尺部斜向手背,称斜飞脉;若脉出现于寸口的背侧,则称反关脉,还有出现于腕部其它位置者,都是生理特异脉位,是桡动脉解剖位置的变异,不属病脉。

(六)病理性脉象

疾病反映于脉象的变化,叫做病脉。一般来说,除了正常生理变化范围以及个体生理特异之外的脉象,均民各病脉。不同的病理脉象,反映了不同的病症,我国最早的脉学专书《脉经》提出二十四种脉象,《景岳全书》提出十六种,《濒湖脉学》提出二十七种,李士材的《诊家正眼》又增加疾脉,故近代多从二十八脉论述。

脉象是通过位、数、形、势等四方面来体察。位即脉之部位,是指在皮肤下的深度而言。

脉位分浮沉,浅显于皮下者浮脉,深沉于筋骨者为沉脉。数即至数,是指脉动的速率,脉数分迟数。一息不足四至为迟,一息五、六至为数。形即形态,包括脉管的粗细及其特殊形象,指下予以辨形,如芤脉似葱管,动脉似豆等。势即脉动的气势或力量,以辨虚实。如脉来势大,有力为实,脉动势小,无力为虚等。

在二十八病脉中,有单一脉与复合脉之别。有的脉在位、数、形、势方面仅有单一的变化,如浮脉、沉脉表现为脉位的变化,迟脉、数脉表现为至数的变化。这种单方面变化而形成的脉象,称单一脉。许多脉象要从位数形势多方面综合体察,才能进行区别。如弱脉由虚沉小三脉合成,牢脉由沉、实、大、弦、长五脉合成,浮大有力势猛为洪脉等,这种由两个或两个以上方面的变化而形成的脉象,称复合脉。单一脉往往不能全面反映疾病的本质,而复合脉则可以从多方面反映疾病的情况,除了上述二十八脉之外,还常出现数种脉象并见的相兼脉。如浮紧。浮缓、沉细、滑数等。

1. 脉象分类与主病

(1)浮脉类:浮脉类的脉象,有浮、洪、濡、散、芤、革六脉。因其脉位浅,浮取即得,故归于一类。

①浮脉:

【脉象】 轻取即得,重按稍减而不空,举之泛泛而有余,如水上漂木。

【主病】 表证、虚证。

【脉理】 浮脉主表,反映病邪在经络肌表部位,邪袭肌腠,卫阳奋起抵抗,脉气鼓动于外,脉应指而浮,故浮而有力。内伤久病体虚,阳气不能潜藏而浮越于外,亦有见浮脉者,必浮大而无力。

②洪脉：

【脉象】　洪脉极大,状若波涛汹涌,来盛去衰。

【主病】　里热证

【脉理】　洪脉的形成,由阳气有余、气壅火亢,内热充斥,致使脉道扩张,气盛血涌,故脉见洪象。若久病气虚或虚劳,失血,久泄等病证而出现洪脉,是正虚邪盛的危险证候或为阴液枯竭,孤阳独亢或虚阳亡脱。此时,浮取洪盛,沉取无力无神。

③濡脉：

【脉象】　浮而细软,如帛在水中。

【主病】　虚证,湿证。

【脉理】　濡脉在主诸虚,若为精血两伤,阴虚不能维阳,故脉浮软,精血不充,则脉细;若为气虚阳衰,虚阳不敛,脉也浮软,浮而细软,则为濡脉。若湿邪阻压脉道,亦见濡脉。

④散脉：

【脉象】　浮散无根,至数不齐。如杨花散漫之象。

【主病】　元气离散。

【脉理】　散脉主元气离散,脏腑之气将绝的危重证候。因心力衰竭,阴阳不敛,阳气离散,故脉来浮散而不紧,稍用重力则按不着,漫无根蒂;阴衰阳消,心气不能维系血液运行,故脉来时快时慢,至数不齐。

⑤芤脉：

【脉象】　浮大中空,如按葱管。

【主病】　失血,伤阴。

【脉理】　芤脉多见于失血伤阴之证,故芤脉的出现与阴血亡失,脉管失充有关,因突然失血过多,血量骤然减少,营血不足,无以充脉,或津液大伤,血不得充,血失阴伤则阳气无所附而浮越于外,因而形成浮大中空之芤脉。

⑥革脉：

【脉象】　浮而搏指,中空外坚,如按鼓皮。

【主病】　亡血、失精、半产、漏下。

【脉理】　革脉为弦芤相合之脉,由于精血内虚,气无所附而浮越于外,如之阴寒之气收束,因而成外强中空之象。

（2）沉脉类:沉脉类的脉象,有沉、伏、弱、牢四脉。脉位较深,重按乃得,故同归于一类。

①沉脉：

【脉象】 轻取不应,重按乃得,如石沉水底。

【主病】 里证。亦可见于无病之正常人。

【脉理】 病邪在里,正气相搏于内,气血内困,故脉沉而有力,为里实证;若脏腑虚弱,阳气衰微,气血不足,无力统运营气于表,则脉沉而无力,为里虚证。

②伏脉：

【脉象】 重手推筋按骨始得,甚则伏而不见。

【主病】 邪闭,厥证,痛极。

【脉理】 因邪气内伏,脉气不能宣通,脉道潜伏不显而出现伏脉;若阳气衰微欲绝,不能鼓动血脉亦见伏脉。前者多见实邪暴病,后者多见于久病正衰。

③弱脉：

【脉象】 极软而沉细。

【主病】 气血阴阳俱虚证。

【脉理】 阴血不足,不能充盈脉道,阳衰气少,无力鼓动,推动血行,故脉来沉而细软,而形成弱脉。

④牢脉：

【脉象】 沉按实大弦长,坚牢不移。

【主病】 阴寒凝结,内实坚积。

【脉理】 牢脉之形成,是由于病气牢固,阴寒内积,阳气沉潜于下,故脉来沉而实大弦长,坚牢不移。牢脉主实有气血之分,症瘕有形肿块,是实在血分;无形痞结,是实在气分。若牢脉见于失血,阴虚等病证,是阴血暴亡之危候。

(3)迟脉类:迟脉类的脉象,有迟、缓、涩、结四脉。脉动较慢,一息不足四到五至,故同归于一类。

①迟脉：

【脉象】 脉来迟慢,一息不足四至(相当于每分钟脉搏60次以下)。

【主病】 寒证。迟而有力为寒痛冷积,迟而无力为虚寒。久经锻炼的运动员,脉迟而有力,则不属病脉。

【脉理】 迟脉主寒证,由于阳气不足,鼓动血行无力,故脉来一息不足四至。若阴寒冷积阻滞,阳失健运,血行不畅,脉迟而有力。因阳虚而寒者,脉多迟而无力。邪热结聚,阻滞气血运行,也见迟脉,但必迟而有力,按之必实,迟脉不可概认为寒证,当脉症合参。

②缓脉:

【脉象】　一息四至,来去怠缓。

【主病】　湿证,脾胃虚弱。

【脉理】　湿邪黏滞,气机为湿邪所困;脾胃虚弱,气血乏源,气血不足以充盈鼓动,故缓脉见怠缓;平缓之脉,是为气血充足,百脉通畅。若病中脉转缓和,是正气恢复之征。

③涩脉:

【脉象】　迟细而短,往来艰涩,极不流利,如轻刀刮竹。

【主病】　精血亏少,气滞血瘀,挟痰,挟食。

【脉理】　精伤血少津亏,不能濡养经脉,血行不畅,脉气往来艰涩,故脉涩而无力;气滞血瘀、痰、食胶固,气机不畅,血行受阻,则脉涩而有力。

④结脉:

【脉象】　脉来缓,时而一止,止无定数。

【主病】　阴盛气结,寒痰血瘀,癥瘕积聚。

【脉理】　阴盛气机郁结,阳气受阻,血行瘀滞,故脉来缓怠,脉气不相顺接,时一止,止后复来,止无定数,常见于寒痰血瘀所致的心脉瘀阻证。结脉见于虚证,多为久病虚劳,气血衰,脉气不继,故断而时一止,气血续则脉复来,止无定数。

(4)数脉类:数脉类的脉象,有数、疾、促、动四脉。脉动较快,一息超过五至,故同归一类。

①数脉:

【脉象】　一息脉来五至以上。

【主病】　热证。有力为实热,无力为虚热。

【脉理】　邪热内盛,气血运行加速,故见数脉。因邪热盛,正气不虚,正邪交争剧烈,故脉数而有力,主实热证。若久病耗伤阴粗,阴虚内热,则脉虽数而无力。若脉显浮数,重按无根,是虚阳外越之危候。

②疾脉:

【脉象】　脉来急疾,一息七、八至。

【主病】　阳极阴竭,元阳将脱。

【脉理】　实热证阳亢无制,真阴垂危,故脉来急疾而按之益坚。若阴液枯竭,阳气外越欲脱,则脉疾而无力。

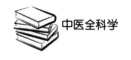

③促脉:

【脉象】 脉来数,时而一止,止无定数。

【主病】 阳热亢盛,气血痰食瘀滞。

【脉理】 阳热盛极,或气血痰饮,宿食瘀滞化热,正邪相搏,血行急速,故脉来急数。邪气阻滞,阴不和阳,脉气不续,故时一止,止后复来,指下有力,止无定数。促脉亦可见于虚证,若元阴亏损,则数中一止,止无定数,必促而无力,为虚脱之象。

④动脉:

【脉象】 脉形如豆,厥厥动摇,滑数有力。

【主病】 痛证、惊证。妇女妊娠反应期可出现动脉,这对临床诊断早孕,有一定价值。

【脉理】 动脉是阴阳相搏,升降失和,使其气血冲动,故脉道随气血冲动而呈动脉。痛则阴阳不和,气血不通,惊则气血紊乱,心突跳,故脉亦应之而突跳,故痛与惊可见动脉。

(5)虚脉类:虚脉类脉象,有虚、细、微、代、短五脉,脉动应指无力,故归于一类。

①虚脉:

【脉象】 三部脉会之无力,按之空虚。

【主病】 虚证。

【脉理】 气虚不足以运其血,故脉来无力,血虚不足充盈脉道,故按之空虚。由于气虚不敛而外张,血虚气无所附而外浮,脉道松弛,故脉形大而势软。

②细脉:

【脉象】 脉细如线,但应指明显。

【主病】 气血两虚,诸虚劳损,湿证。

【脉理】 细为气血两虚所致,营血亏虚不能充盈脉道,气不足则无力鼓动血液运行,故脉体细小而无力。湿邪阻压脉道,伤人阳气也见细脉。

③微脉:

【脉象】 极细极软,按之欲绝,似有若无。

【主病】 阴阳气血诸虚,阳气衰微。

【脉理】 阳气衰微,无力鼓动,血微则无以充脉道,故见微脉。浮以候阳,轻取之似无为阳气衰。沉以候阴,重取之似无是阴气竭。久病正气损失,气血被耗,正气殆尽,故久病脉微,为气将绝之兆;新病脉微,是阳气暴脱,亦可见于阳虚邪微者。

④代脉:

【脉象】 脉来时见一止,止有定数,良久方来。

【主病】 脏气衰微,风证,痛证。

【脉理】 脏气衰微,气血亏损,以致脉气不能衔接而遏止,不能自还,良久复动。风证、痛证见代脉,因邪气所犯,阻于经脉,致脉气阻滞,不相衔接为实证。

代脉亦可见于妊娠初期的孕妇,因五脏精气聚于胞宫,以养胎元,脉气一时不相接续,故见代脉。然非妊娠必见之脉,仅见于母体素弱,脏气不充,更加恶阻,气血尽以养胎,脉气暂不接续所致。

⑤短脉:

【脉象】 首尾俱短,不能满部。

【主病】 气病。有力为气滞,无力为气虚。

【脉理】 气虚不足以帅血,则脉动不及尺寸本部,脉来短而无力。亦有因气瘀血瘀或痰滞食积,阻碍脉道,以致脉气不伸而见短脉,但必短而有力,故短脉不可概作不足之脉,应注意其有力无力。

(6)实脉类:实脉类脉象,有实、滑、弦、紧、长等五脉,脉动应指有力,故归于一类。

①实脉:

【脉象】 三部脉举按均有力。

【主病】 实证。

【脉理】 邪气亢盛而正气不虚,邪正相搏,气血壅盛,脉道紧满,故脉来应指坚实有力。

平人亦可见实脉,这是正气充足,脏腑功能良好的表现。平人实脉应是静而和缓,与主病之实脉躁而坚硬不同。

②滑脉:

【脉象】 往来流利,如珠走盘,应指园滑。

【主病】 痰饮、食积、实热。

【脉理】 邪气壅盛于内,正气不衰,气实血涌,故脉往来甚为流利,应指园滑。若滑脉见于平人,必滑而和缓,总由气血充盛,气充则脉流畅,血盛则脉道充盈,故脉来滑而和缓。

妇女妊娠见滑脉,是气血充盛而调和的表现。

③弦脉:

【脉象】 端直以长,如按琴弦。

【主病】 肝胆病,痰饮,痛证,疟疾。

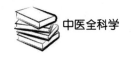

【脉理】 弦是脉气紧张的表现。肝主流泄,调物气机,以柔和为贵,若邪气滞肝,疏泄失常,气郁不利则见弦脉。诸痛、痰饮,气机阻滞,阴阳不和,脉气因而紧张,故脉弦。疟邪为病,伏于半表半里,少阳枢机不利而见弦脉。虚劳内伤,中气不足,肝病栾脾,亦觉见弦脉。若弦而细劲,如循刀刃,便是胃气全无,病多难治。

④紧脉:

【脉象】 脉来绷急,状若牵绳转索。

【主病】 寒证、痛证。

【脉理】 寒邪侵袭人体,与正气相搏,以致脉道紧张而拘急,故见紧脉。诸痛而见紧脉,也是寒邪积滞与正气激搏之缘故。

⑤长脉:

【脉象】 首尾端长,超过本位。

【主病】 肝阳有余,火热邪毒等有余之症。

【脉理】 健康人正气充足,百脉畅通无损,气机升降调畅,脉来长而和缓;若肝阳有余,阳盛内热,邪气方盛,充斥脉道,加上邪正相搏,脉来长而硬直,或有兼脉,为病脉。

(7)相兼脉与主病:

相兼脉是指数种脉象并见的脉象。徐灵胎称之为合脉,有二合脉,三合脉、四合脉之分。

相兼脉象的主病,往往等于各个脉所主病的总和,如浮为表,数为热,浮数主表热,以此类推。现将常见的相兼脉及主病列于下:

①相兼脉:浮紧。主病:表寒,风痹。

②相兼脉:浮缓。主病:伤寒表虚证。

③相兼脉:浮数。主病:表热。

④相兼脉:浮滑。主病:风痰,表证挟痰。

⑤相兼脉:沉迟。主病:里寒。

⑥相兼脉:弦数。主病:肝热,肝火。

⑦相兼脉:滑数。主病:痰热,内热食积。

⑧相兼脉:洪数。主病:气分热盛。

⑨相兼脉:沉弦。主病:肝郁气滞,水饮内停。

⑩相兼脉:沉涩。主病:血瘀。

⑪相兼脉:弦细。主病:肝肾阴虚,肝郁脾虚。

⑫相兼脉:沉缓。主病:脾虚,水湿停留。

⑬相兼脉:沉细。主病:阴虚,血虚。

⑭相兼脉:弦滑数。主病:肝火挟痰,痰火内蕴。

⑮相兼脉:沉细数。主病:阴虚,血虚有热。

⑯相兼脉:弦紧。主病:寒痛,寒滞肝脉。

(七)诊小儿脉

诊小儿脉,与成人有所不同,因小儿寸口部位狭小,难分寸关尺三部。此外,小儿临诊时容易惊哭,惊则气乱,脉气亦乱,故难于掌握,后世医家多以一指总候三部。操作方法是医生用左手握小儿手,再用右手大拇指按小儿掌后高骨脉上,分三部以定息数。对四岁以上的小儿,则以高骨中线为关,以一指向侧滚转寻三部;七八岁可以挪动拇指诊三部;九至十岁以上,可以次第下指依寸关尺三部诊脉;十六岁则按成人三部诊脉进行。

小儿脉象主病,以浮、沉、迟、数定表、里、寒、热,人以有力无力定虚实,不详求二十八脉。还需指出,小儿肾气未充,脉气止于中候,不论脉体素浮素沉,重按多不见,若重按乃见,便与成人的牢实脉同论。

(八)脉症顺逆与从舍

1.脉症顺逆

脉症顺逆是指从脉与症的相应不相应来判断疾病的顺逆。在一般情况下,脉与症是一致的,即脉症相应,但也有时候脉与症不一致,也就是脉症不相应,甚至还会出现相反的情况。从判断疾病的顺逆来说,脉症相应者主病顺,不相应者逆,逆则主病凶。一般来说,凡有余病证,脉见洪、数、滑、实则谓脉证相应,为顺,表示邪实正盛,正气足以抗邪;若反见细、微、弱的脉象,则为脉证相反,是逆症,说明邪盛正虚,易致邪陷。再如,暴病脉来浮、洪、数、实者为顺,反映正气充盛能抗邪;久病脉来沉、微、细、弱为顺,说明有邪衰正复之机,若新病脉见沉、细、微、弱,说明正气已衰;久病脉见浮、洪、数、实,则表示正衰而邪不退,均属逆证。

2.脉症从舍

既然有脉症不相应的情况,其中必有一真一假,或为症真脉假,或为症假脉真,所以临证时必须辨明脉症的真假以决定从舍,或舍脉从症,或舍症从脉。

舍脉从症:在症真脉假的情况下,必须舍脉从症。例如,症见腹胀满,疼痛拒按,大便燥结,舌红苔黄厚焦躁,而脉迟细者,则症所反映的是实热内结肠胃,是真;脉所反映

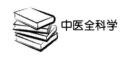

的是因热结于里,阻滞血液运行,故出迟细脉,是假象,此时当舍脉从症。

舍症从脉:在症假脉真的情况下,必须舍症从脉。例如,伤寒,热闭于内,症见四肢厥冷,而脉滑数,脉所反映的是真热;症所反映的是由于热邪内伏,格阴于外,出现四肢厥冷是假寒;此时当舍症从脉。

二、按诊

按诊,就是医者用手直接触摸、按压患者体表某些部位,以了解局部的异常变化,从而推断疾病的部位、性质和病情的轻重等情况的一种诊病方法。

(一)按诊的方法和意义

1. 方法

(1)体位:按诊时病人取坐位或仰卧位。一般按胸腹时,病人须采取仰卧位,全身放松,两腿伸直,两手放在身旁。医生站在病人右侧,右手或双手对病人进行切按。在切按腹内肿块或腹肌紧张度时,可再令病人屈起双膝,使腹肌松弛,便于切按。

(2)手法:按诊的手法大致可分触、摸、推、按四类。触是以手指或手掌轻轻接触患者局部,如额部及四肢皮肤等,以了解凉热、润。燥操等情况。摸是以手抚摸局部,如肿胀部位等,以探明局部的感觉情况及肿物的形态、大小等。推是以手稍用力在患者局部作前后或左右移动,以探测肿物的移动度及局部同周围组织的关系等情况。按是以手按压局部,如胸腹或肿物部位,以了解深部有无压痛,肿块的形态、质地,肿胀的程度、性质等等。在临床上,各种手法是综合运用的,常常是先触摸,后推按,由轻到重,由浅入深,逐层了解病变的情况。

按诊时,医者要体贴患者,手法要轻巧,要避免突然暴力,冷天要事先把手暖和后再行检查。一般先触摸,后按压,指力由轻到重,由浅入深。同时要嘱咐病人主动配合,随时反映自己的感觉,还要边检查边观察病人的表情变化了解其痛苦所在。按诊时要认真仔细,不放过一个与疾病有关的部位。

2. 意义

按诊是切诊的一部分,是四诊中不可忽略的一环。它在望、闻、问的基础上,更进一步地深入探明疾病的部位和性质等情况。对于胸腹部的疼痛、肿胀、痰饮、症块等病变,通过触按,更可以充实诊断与辨证所必需的资料。

(二)按诊的内容

按诊的应用范围较广。临床上以按肌肤、按手足、按胸腹、按脑穴等为常用,兹分述如下:

1. 按肌肤

按肌肤是为了探明全身肌表的寒热、润燥以及肿胀等情况。

凡阳气盛的身多热,阳气衰的身多寒。

按肌肤不仅能从冷暖以知寒热,更可从热的甚微而分表里虚实。凡身热初按甚热,久按热反转轻的,是热在表;若久按其热反甚,热自内向外蒸发者,为热在里。

肌肤濡软而喜按者,为虚证;患处硬痛拒按者,为实证。轻按即痛者,病在表浅;重按方痛者,病在深部。

皮肤干燥者,尚未出汗或津液不足;干瘪者,津液不足;湿润者,身已汗出或津液未伤。

皮肤甲错者,伤阴或内有干血。

按压肿胀,可以辨别水肿和气肿。按之凹陷,放手即留手印,不能即起的,为水肿;按之凹陷,举手即起的,为气肿。

可辨别病证属阴属阳和是否成脓。肿而硬木不热者,属寒证;肿处烙手、压痛者,为热证。根盘平塌漫肿的属虚,根盘收束而高起的属实。患处坚硬,多属无脓,边硬顶软,内必成脓。至于肌肉深部的脓肿,则以"应手"或"不应手"来决定有脓无脓。方法是两手分放在肿物的两侧,一手时轻时重地加以压力,一手静候深处有无波动感,若有波动感应手,即为有脓,根据波动范围的大小,即可测知脓液的多少。

2. 按手足

按手足主要在探明寒热,以判断病证性质属虚属实,在内在外,及预后。凡疾病初起,手足俱冷的,是阳虚寒盛,属寒证。手足俱热的,多为阳盛热炽,属热证。

诊手足寒热,还可以辨别外感病或内伤病。手足的背部较热的,为外感发热,手足心较热的,为内伤发热。此外,还有以手心热与额上热的互诊来分别表热或里热的方法。额上热甚于手心热的,为表热;手心热甚于额上热的,为里热。这一诊法有参考意义。

在儿科方面,小儿指尖冷主惊厥。中指独热主外感风寒。中指末独冷,为麻痘将发之象。诊手足的寒温可测知阳气的存亡,这对于决定某些阳衰证预后良恶,相当重要。阳虚之证,四肢犹温,是阳气尚存,尚可治疗;若四肢厥冷,其病多凶,预后不良。

3. 按胸腹

胸腹各部位的划分如下:隔上为胸、隔下为腹。侧胸部从腋下至十一、十二肋骨的区域为胁。腹部剑突下方位置称为心下。胃脘相当于上腹部。大腹为脐上部位,小腹在脐下,少腹即小腹之两侧。

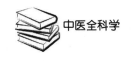

按胸腹就是根据病情的需要,有目的地对胸前区、胁肋部和腹部进行触摸、按压,必要时进行叩击,以了解其局部的病变情况。

胸腹按诊的内容,又可分为按虚里、按胸胁和按腹部三部分。

(1)按虚里:虚里位于左乳下心尖冲动处,为诸脉所宗。探索虚里搏动的情况,可以了解宗气的强弱,病之虚实,预后之吉凶。古人对此至为重视。

虚里按之应手,动而不紧,缓而不急,为健康之征。其动微弱无力,为不及,是宗气内虚。若动而应衣,为太过,是宗气外泄之象。若按之弹手,洪大而搏,属于危重的证候。

若见于孕妇胎前产后或痨瘵病者尤忌,应当提高警惕。至于惊恐,大怒或剧烈运动后,虚里脉动虽高,但静息片刻即平复如常者,是生理现象。如果其动已绝,它处脉搏也停止的,便是死候。虚里按诊对于指下无脉,欲决死生的证候,诊断意义颇大。

(2)按胸胁:前胸高起,按之气喘者,为肺脏证。胸胁按之胀痛者,可能是痰热气结或水饮内停。

肝脏位于右胁内,上界在锁骨中线处平第五肋,下界与右肋弓下缘一致,故在肋下一般不能扪及。若扪及肿大之肝脏,或软或硬,多属气滞血瘀,若表面凹凸不平,则要警惕肝癌。

右肋胀痛,摸之热感,手不可按者,为肝痈。疟疾日久,胁下出现肿块,称为疟母。

(3)按腹部:按腹部主要了解凉热、软硬度,胀满、肿块、压痛等情况,以协助疾病的诊断与辨证。

辨凉热:通过探测腹部的凉热,可以辨别病的寒热虚实。腹壁冷,喜暖手按扶者,属虚寒证;腹壁灼热、喜冷物按放者,属实热证。

辨疼痛:凡腹痛,喜按者属虚,拒按者属实;按之局部灼热,痛不可忍者,为内痈。

辨腹胀:腹部胀满。按之有充实感觉,有压痛,叩之声音重浊的,为实满;腹部膨满。

但按之不实,无压痛,叩之作空声的,为气胀,多属虚满。

腹部高度胀大,如鼓之状者,称为膨胀。它是一种严重的病证,可分水臌与气臌。以手分置腹之两侧,一手轻拍,另一手可触到波动感。同时,按之如囊裹水,且腹壁有凹痕者,为水臌;以手叩之如鼓,无波动感,按之亦无凹痕者,为气臌。另外,有些高度肥胖的人,亦见腹大如臌,但按之柔软,且无脐突及其他重病征象,当与臌胀鉴别。

辨痞满:痞满是自觉心下或胃脘部痞塞不适和胀满的一种症状。按之柔软,无压痛者,属虚证;按之较硬,有低抗感觉睡压痛者,为实证。脘部按之有形而胀痛,推之辘辘有声者,为胃中有水饮。

辨肿块。肿块的按诊要注意其大小、形态、硬度、压痛等情况。

积聚是指腹内的结块,或胀或痛的一种病症。但积和聚不同。痛有定处,按之有形而不移的为积,病属血分;痛无定处,按之无形聚散不定的为聚,病属气分。

左小腹作痛,按之累累有硬块者,肠中有宿粪。右小腹作痛,按之疼痛,有包块应手者,为肠痈。

腹中虫块,按诊有三大特征:一是形如筋结。久按会转移;二是细心诊察,觉指下如蚯蚓蠢动;三是腹壁凹凸不平,按之起伏聚散,往来不定。

4.按腧穴

按腧穴,是按压身体上某些特定穴位,通过这些穴位的变化与反应,来推断内脏的某些疾病。

腧穴的变化主要是出现结节或条索状物,或者出现压痛及敏感反应。据临床报道,肺病患者,有些可在肺俞穴摸到结节,有些在中府穴出现压痛。肝病患者可出现肝俞或期门穴压痛。胃病在胃俞和足三里有压痛。肠痈阑尾穴有压痛。

此外,还可以通过指压腧穴作试验性治疗,从而协助鉴别诊断。如胆道蛔虫腹痛,指压双侧胆俞则疼痛缓解,其他原因腹痛则无效,可资鉴别。